LIBRAIRIE
J.-B. BAILLIÈRE & FILS

MÉDECINE, CHIRURGIE, ANATOMIE, PHYSIOLOGIE
HISTOIRE NATURELLE, PHYSIQUE ET CHIMIE MÉDICALES
PHARMACIE, ART VÉTÉRINAIRE

PARIS

RUE HAUTEFEUILLE, 19, PRÈS DU BOULEVARD SAINT-GERMAIN

Londres
BAILLIÈRE, TINDALL AND COX,
KING WILLIAMS STREET, 20.

Madrid
CARLOS BAILLY-BAILLIÈRE,
PLAZA TOPETE, 10.

DERNIÈRES NOUVEAUTÉS.

Atlas d'ophthalmoscopie médicale et de cérébroscopie montrant chez l'homme et chez les animaux les lésions du nerf optique, de la rétine et de la choroïde produites pas les maladies du cerveau, par les maladies de la moelle épinière et par les maladies constitutionnelles et humorales, par E. BOUCHUT, médecin des Enfants-Malades. 1 vol. in-4 de VIII-148 pages avec 14 planches en chromo-lithographie, comprenant 137 figures et 19 figures intercalées dans le texte. Cartonné. 35 fr.

Traité iconographique d'ophthalmoscopie comprenant la description des différents ophthalmoscopes, l'exploration des membranes internes de l'œil et le diagnostic des affections cérébrales et constitutionnelles, par X. GALEZOWSKI, professeur à l'École pratique. In-4 de 281 pages, avec atlas de 20 planches chromolithographiées. 30 fr

Précis d'anatomie et de dissection, par H. BEAUNIS, professeur à la Faculté de médecine de Nancy, et A. BOUCHARD, professeur agrégé à la Faculté de médecine de Nancy. 1 vol. in-18 de 600 pages. 4 fr. 50

Précis d'opérations de chirurgie, par le docteur J. CHAUVEL, médecin major, professeur agrégé de médecine opératoire à l'École du Val-de-Grâce. 1 vol. in-18 jésus de 700 pages, avec 281 fig. dessinées par le docteur E. CHARVOT. 6 fr.

Traité de l'impuissance et de la stérilité chez l'homme et chez la femme, comprenant l'exposition des moyens recommandés pour y remédier, par le docteur Félix ROUBAUD. *Troisième édition.* 1 vol. in-8, 804 pages. 8 fr.

Mécanisme de la physionomie humaine, ou analyse électro-physiologique de l'expression des passions, par G.-B. DUCHENNE (de Boulogne), publié en trois éditions.

1° *Edition grand in-octavo*, formant 1 vol. de 269 pages avec 9 planches représentant 144 figures photographiées. *Deuxième édition.* 20 fr.

2° *Edition de luxe*, formant 1 vol. grand in-8, avec atlas composé de 74 planches photographiées et de 9 planches représentant 144 figures. *Deuxième édition*, ensemble 2 vol. Cartonnés. 68 fr.

3° *Grande édition in-folio*, dont il ne reste que 2 exemplaire, formant 84 pages de texte à 2 colonnes et 86 planches tirées d'après les clichés primitifs dont 74 sur plaques normales et représentant l'ensemble des expériences électro-physiologiques. 200 fr.

Contributions à l'étude du système nerveux et du système musculaire, au point de vue physiologique et pathologique, par le docteur G.-B. DUCHENNE (de Boulogne). 1 vol. in-8 de 400 pages, avec figures. Cartonné. 6 fr.

Nouveau traité élémentaire et pratique des maladies mentales, par le docteur Henri DAGONET, médecin en chef de l'Asile des Aliénés de Sainte-Anne. 1 vol. in-8 de 800 pages, avec 8 planches en photoglyptie comprenant 33 types d'aliénés et une carte statistique des établissements d'aliénés de la France. 15 fr.

Le système nerveux périphérique au point de vue normal et pathologique. Leçons de physiologie, professées à Nancy par le docteur POINCARÉ, professeur-adjoint à la Faculté de médecine de Nancy. 1 vol. in-8, 604 pages, avec figures. 8 fr.

Leçons cliniques sur les maladies mentales, professées à la Salpêtrière par le docteur Auguste Voisin, médecin de la Salpêtrière. 1 vol. in-8 de 196 pages, avec photographies, planches lithographiées et figures. 6 fr.

Sous presse pour paraître prochainement:

Manipulations de physique, par H. BUIGNET, professeur à l'École de pharmacie, membre de l'Académie de médecine. 1 vol. gr. in-8, avec 250 figures.

Traité d'hygiène navale, par J.-B. FONSSAGRIVES, médecin en chef de la marine, professeur à la Faculté de médecine de Montpellier. *Deuxième édition.* 1 vol. grand in-8 de 800 pages, avec 100 figures.

Cours de médecine du Collége de France. Leçons sur le diabète, par Claude BERNARD, membre de l'Institut, 1 vol. in-8 de 600 pages, avec figures.

Clinique médicale de l'hôpital de la Pitié, par le docteur T. GALLARD, médecin de la Pitié. 1 vol. de 800 pages, avec figures.

Manuel pratique des maladies de l'enfance, par le docteur DESPINE, professeur à la Faculté de médecine de Genève, et le docteur PICOT. 1 vol. in-8, de 600 pages.

Traité pratique des maladies du foie, par TH. FRERICHS, professeur à la Faculté de médecine de l'Université de Berlin. *Troisième édition*, par le docteur DUMESNIL. 1 vol. in-8 de 800 pages, avec 150 figures.

Du nervosisme et des maladies nerveuses, par le docteur E. BOUCHUT, médecin de l'hôpital des Enfants malades, *Deuxième édition.* 1 vol. in-8.

Maladies exotiques et principalement des pays chauds, par J. MAHÉ, prof. à l'École de médecine de Brest, 1 vol. in-8, 400 pages.

Arsenal du diagnostic médical. Applications cliniques des thermomètres, des balances, des instruments d'explorations des organes respiratoires, de l'appareil cardio vasculaire, des systèmes nerveux, musculaire, locomoteur, de l'appareil digestif, des ophthalmoscopes, des speculums utérins, et des laryngoscopes, par M. JEANNEL, médecin major. 1 vol. in-8 de 200 pages, avec 180 figures.

Traité pratique des maladies vénériennes, par le docteur JULLIEN, professeur agrégé de la Faculté de médecine de Nancy. 1 vol. de 700 pages avec 150 fig.

Nouveaux éléments d'anatomie pathologique descriptive et histologique, par J. A. LABOULBENE, professeur agrégé à la Faculté de médecine de Paris. 1 vol. de 700 pages, avec 150 figures.

Traité pratique des maladies nerveuses, par HAMMOND, traduction française, augmentée de notes par M. LABADIE-LAGRAVE. 1 vol. grand in-8 de 600 pages, avec figures.

Dictionnaire de médecine, de chirurgie et d'hygiène vétérinaires, par L. H. J. HURTREL D'ARBOVAL. Édition, par A. ZUNDEL, vétérinaire supérieur d'Alsace-Lorraine, tome III, 2e partie, gratis pour les souscripteurs.

L'ouvrage formera 3 vol. grand in-8 à deux colonnes avec 1500 fig., publiés en six parties.

En vente : Tome Ier et tome II complets. Tome III, 1re partie. 50 fr.
Le prix sera porté à 60 francs aussitôt l'ouvrage complet.

Nouveau dictionnaire de médecine et de chirurgie pratiques, illustré de figures intercalées dans le texte, rédigé par B. ANGER, E. BAILLY, A. M. BARRALLIER, BERNUTZ, P. BERT, BŒCKEL, BUIGNET, CHAUVEL, CUSCO, DENUCÉ, DESNOS, DESORMEAUX, DEVILLIERS, FERNET, Alf. FOURNIER, A. FOVILLE fils, GALLARD, GAUCHET, H. GINTRAC, GOMBAULT, GOSSELIN, Alphonse GUÉRIN, A. HARDY, HEURTAUX, HIRTZ, JACCOUD, JACQUEMET, JEANNEL, KOEBERLÉ, O. LANNELONGUE, S. LAUGIER, LEDENTU, LIEBREICH, LUNIER, LUTON, MARTINEAU, Aug. OLLIVIER, ORÉ, PANAS, PONCET, M. RAYNAUD, RICHET, Ph. RICORD, RIGAL, Jules ROCHARD (de Lorient), Z. ROUSSIN, SAINT-GERMAIN, Ch. SARAZIN, Germain SÉE, Jules SIMON, SIREDEY, STOLTZ, STRAUS, Ambroise TARDIEU, S. TARNIER, VALETTE, VERJON, Auguste VOISIN. — Directeur de la rédaction, le docteur JACCOUD.

Le *Nouveau dictionnaire de médecine et de chirurgie pratiques*, illustré de figures intercalées dans le texte, se composera d'environ 30 volumes grand in-8 cavalier de 800 pages. Prix de chaque volume de 800 pages, avec figures dans le texte. 10 fr.
En vente les tomes I à XXII.

Le tome XXIII comprendra 800 pages avec 150 figures. Les principaux articles sont : **Mort**, par DIEULAFOY, TARDIEU et M. LAUGIER; **Morve** et **Farcin**, par A. TARDIEU et MARTINEAU; **Muguet**, par J. SIMON; **Muqueuses** (membranes), par STRAUS; **Muscle**, par M. DUVAL et STRAUS; **Nasales** (fosses), par ORÉ et POINSOT; **Nerfs**, par DUVAL, ORÉ, JACCOUD et LABADIE-LAGRAVE, etc.

Les volumes sont envoyés *franco* par la poste, aussitôt leur publication, aux souscripteurs des départements, sans augmentation sur le prix fixé.

LIVRES DE FONDS.

ABEILLE. **Chirurgie conservatrice.** Exposé d'une méthode nouvelle pour obtenir l'organisation immédiate des plaies traumatiques ou chirurgicales, par le docteur ABEILLE. Paris, 1874, in-8 de 226 pages. 3 fr. 50

ABEILLE. **Traitement des maladies chroniques de la matrice**, guérison des déviations et inflexions jusque-là réputées incurables, par un nouveau procédé opératoire exempt de tout danger. Paris, 1875, in-8 de 112 pages. 3 fr.

† **ACADÉMIE DE MÉDECINE (BULLETIN DE L')**, rédigé sous la direction de MM. F. DUBOIS, secrétaire perpétuel, et J. BÉCLARD, secrétaire annuel. — *Collection complète*, formant 36 forts volumes in-8 de chacun 1100 pages.

La collection des 36 volumes pris ensemble, au lieu de 525 fr. 100 fr.

Chaque année séparée in-8 de 1100 pages. 5 fr.

On ne vend pas séparément les tomes XXXII (1866-1867), XXXIII (1868) et XXXIV (1869).

† **ACADÉMIE DE MÉDECINE (MÉMOIRES DE L')**. Tome I, Paris, 1828. — Tome II, 1832. — Tome III, 1833. — Tome IV, 1835. — Tome V, 1836. — Tome VI, 1837. — Tome VII, 1838. — Tome VIII, 1840. — Tome IX, 1841. — Tome X, 1843. — Tome XI, 1845. — Tome XII, 1846. — Tome XIII, 1848. — Tome XIV, 1849. — Tome XV, 1850. — Tome XVI, 1852. — Tome XVII, 1853. — Tome XVIII, 1854. — Tome XIX, 1855. — Tome XX, 1856. — Tome XXI, 1857. — Tome XXII, 1858. — Tome XXIII, 1859. — Tome XXIV, 1860. — Tome XXV, 1861. — Tome XXVI, 1863. — Tome XXVII, 1865-1866. — Tome XXVIII, 1867-68. — Tome XXIX, 1869-70. — *Collection complète* formant 29 forts vol. in-4 avec planches.

La collection des 29 vol. *pris ensemble*, au lieu de 580 fr. : 200 fr.

Chaque volume séparément : 10 fr.

On ne vend pas séparément les tomes XV (1850), XXI (1857), XXII (1858), XXIII (1859) et XXV (1861).

ALLIOT (L.). **Éléments d'hygiène religieuse** et scientifique. Paris, 1874. 1 vol. in-12 de 184 pages avec figures. 3 fr.

AMAGAT (A.-L.). **Étude sur les différentes voies d'absorption des médicaments.** Paris, 1873, in-8 de 130 pages. 2 fr.

AMETTE. **Code médical**, ou Recueil des lois, décrets et règlements sur l'étude, l'enseignement et l'exercice de la médecine civile et militaire en France, par Amédée AMETTE, secrétaire de la Faculté de médecine de Paris. *Troisième édition*, augmentée. Paris, 1859. 1 vol. in-12 de 560 pages. 4 fr.

ANDOUARD. **Nouveaux éléments de pharmacie**, par ANDOUARD, professeur à l'École de médecine de Nantes. Paris, 1874, 1 vol. in-8 de 880 p. avec 120 fig. 14 fr.

ANDRAL et GAVARRET. **Recherches sur la composition du sang** de quelques animaux domestiques dans l'état de santé et de maladie. Paris, 1842, in-8, 36 pages. 1 fr.

ANDRAL et GAVARRET. **Recherches sur la quantité d'acide carbonique** exhalé par les poumons dans l'espèce humaine. Paris, 1843, in-8, 30 pages avec 1 pl. 1 fr.

ANGER. **Nouveaux éléments d'anatomie chirurgicale**, par Benjamin ANGER, chirurgien de la Maternité, professeur agrégé à la Faculté de médecine de Paris, lauréat de l'Institut (Académie des sciences). Paris, 1869, ouvrage complet, 1 vol. in-8 de 1055 pages, avec 1079 figures et Atlas in-4 de 12 planches dessinées d'après nature, gravées sur acier et imprimées en couleur, et représentant les régions de la tête, du cou, de la poitrine, de l'abdomen, de la fosse iliaque interne, du périnée et du bassin, avec texte explicatif, cartonné. 40 fr.

— *Séparément*, le texte, 1 vol. in-8. 20 fr.

— *Séparément*, l'atlas, 1 vol. in-4 25 fr.

ANGLADA (Ch.). **Études sur les maladies éteintes et les maladies nouvelles**, pour servir à l'histoire des évolutions séculaires de la pathologie, par Charles ANGLADA, professeur à la Faculté de Montpellier. Paris, 1869, 1 vol. de 700 pages. 8 fr.

† **ANNALES D'HYGIÈNE PUBLIQUE ET DE MÉDECINE LÉGALE**, par MM. J. BERGERON, BRIERRE DE BOISMONT, CHEVALLIER, LÉON COLIN, DELPECH, DEVERGIE, FONSSAGRIVES, FOVILLE, GALLARD, GAULTIER DE CLAUBRY, GAUTIER, LAGNEAU, PROUST, Z. ROUSSIN, Ambr. TARDIEU, VALIN, VERNOIS, avec une revue des travaux français et étrangers, par M. O. DUMESNIL et STROHL.

Première série, collection complète (1829 à 1853), dont il ne reste que peu d'exemplaires. 50 vol. in-8 avec figures et planches. 500 fr.

Tables alphabétiques par ordre des matières et des noms d'auteurs des tomes I à L (1829 à 1853). Paris, 1855, in-8 de 136 pages à 2 colonnes. 3 fr. 50

Seconde série, commencée avec le cahier de janvier 1854. Elle paraît tous les deux mois par cahiers de 12 feuilles in-8 (192 pages) avec planches.

Prix de l'abonnement annuel pour Paris : 20 fr.

Pour les départements : 24 fr. — Pour l'union postale. 25 fr.

Chacune des dernières années jusques et y compris 1871 séparément : 18 fr.

Chacune des dernières années, à partir de 1872 jusque et y compris 1875. 20 fr.

On ne vend pas séparément : 1re *série*, tomes I et II (1829), tomes XI et XII (1834), XV et XVI (1836). — 2e *série*, tomes XI et XII, XIII et XIV, (1859 et 1860).

ANNUAIRE DE L'ASSOCIATION GÉNÉRALE DE PRÉVOYANCE et de secours mutuels des médecins de France, publié par le conseil général de l'association. Première année, 1858-1861. Paris, 1862. — 2e année, 1862. Paris, 1863. — 3e année, 1863. Paris, 1864. — 4e année, 1864. Paris, 1865. — 5e année, 1865. Paris, 1866.— 6e année, 1866. Paris, 1867.— 7e année, 1867. Paris, 1868.— 8e année, 1868. Paris, 1869. — 9e année, 1869. Paris, 1870. — 10e et 11e année, 1870-71. Paris, 1872. —12e et 13e année, 1872. Paris, 1873. — 14e année 1873. Paris, 1874.—15e année, 1874. Paris, 1875. — 16e année, 1875. Paris, 1876. — Prix de chaque année formant 1 vol. in-18 jésus de 700 pages. 1 fr.

— Chaque année, franco par la poste. 1 fr. 50

On ne vend pas séparément les 4e, 8e et 11e années.

ANNUAIRE DE CHIMIE, comprenant les applications de cette science à la médecine et à la pharmacie, par MM. E. MILLON et J. REISET. Paris, 1845-1851, 7 vol. in-8 de chacun 700 à 800 pages. 7 fr.

Séparément, années 1845, 1846, 1847, chaque volume. 1 fr. 50

ANNUAIRE PHARMACEUTIQUE, fondé par O. REVEIL et L. PARISEL, ou Exposé analytique des travaux de pharmacie, physique, histoire naturelle médicale, thérapeutique, hygiène, toxicologie, pharmacie et chimie légales, eaux minérales, intérêts professionnels, par le docteur C. MÉHU, pharmacien de l'hôpital Necker. Paris, 1863-1874, 11 vol. in-18 de chacun 400 pages avec figures. Chaque volume : 1 fr. 50

† **ARCHIVES DE MÉDECINE NAVALE**, rédigées sous la surveillance de l'inspection générale du service de santé de la marine. Directeur de la rédaction, M. le docteur LE ROY DE MÉRICOURT.

Les *Archives de médecine navale* paraissent depuis le 1er janvier 1864, mensuellement, par numéro de 80 pages, avec planches et figures, et forment chaque année 2 vol. in-8 de chacun 500 pages. Prix de l'abonnement annuel pour Paris. 12 fr.

— Pour les départements. 14 fr.

— Pour l'étranger, d'après les tarifs de la convention postale.

Les tomes I à XXIV (1864-75) sont en vente.

ARCHIVES ET JOURNAL DE LA MÉDECINE HOMŒOPATHIQUE, publiés par une société de médecins de Paris. *Collection complète*. Paris, 1834-1837. 6 vol. in-8. 30 fr.

BACH (J.-A.). **De l'anatomie pathologique des différentes espèces de goîtres**, du traitement préservatif et curatif, par J. A. BACH, professeur à la Faculté de médecine de Nancy. Paris, 1855, in-4 avec 1 planche. 2 fr. 50

BACHELIER (Jules). **Exposé critique et méthodique de l'hydrothérapie**, ou Traitement des maladies par l'eau froide. Pont-à-Mousson, 1843, in-8, VIII-254 pages. 3 fr. 50

BAER. **Histoire du développement des animaux**, traduit par G. BRESCHET. Paris, 1826, in-4. 1 fr.

BAILLARGER (J.). **Recherches sur la structure de la couche corticale des circonvolutions du cerveau**, par M. J. BAILLARGER, médecin de la Salpêtrière, membre de l'Académie de médecine. Paris, 1840, in-4, 33 pages, avec 2 planches. 1 fr. 50

BAILLARGER (J.). **Des hallucinations**, des causes qui les produisent et des maladies qu'elles caractérisent. Paris, 1846, 1 vol. in-4 de 400 pages. 5 fr.

BAILLY. Traitement des ovariotomisées. Considérations physiologiques sur la castration de la femme, par le docteur Ch. BAILLY. Paris, 1872, in-8 de 116 p. 3 fr.

BALDOU. Instruction pratique sur l'hydrothérapie, étudiée au point de vue : 1° de l'analyse clinique; 2° de la thérapeutique générale; 3° de la thérapeutique comparée; 4° de ses indications et contre-indications. *Nouvelle édition*, Paris, 1857, in-8 de 691 pages. 5 fr.

BARRAULT (E.). Parallèle des eaux minérales de France et d'Allemagne. Guide pratique du médecin et du malade, avec une introduction par le docteur DURAND-FARDEL. Paris, 1872, in-18 de XXII-372 pages............... 3 fr. 50

BARRESWILL. Documents académiques et scientifiques, pratiques et administratifs sur le tannate de quinine. Paris, 1852. in-8. 75 c.

BAUCHET (J.-L.). Histoire anatomo-pathologique des kystes, par J.-L. BAUCHET, professeur agrégé de la Faculté de médecine. Paris, 1857, 1 vol. in-4. 3 fr.

BAUCHET (J.-L.). Anatomie pathologique des kystes de l'ovaire, et de ses conséquences pour le diagnostic et le traitement de ces affections. Paris, 1859, 1 vol. in-4. 5 fr.

BAYARD. De la nécessité des études pratiques en médecine légale. Paris, 1840, in-8. 50 c.

BAYARD. Mémoire sur la topographie médicale des Xe, XIe et XIIe arrondissements de Paris. Recherches historiques et statistiques sur les conditions hygiéniques, etc. Paris, 1844, in-8, avec 5 cartes. 1 fr. 50

BAZIN (A.). Du système nerveux, de la vie animale et de la vie végétative, de leurs connexions anatomiques et des rapports physiologiques, psychologiques et zoologiques qui existent entre eux. Paris, 1841, in-4, avec 5 planches. 3 fr.

BEALE. De l'urine, des dépôts urinaires et des calculs, de leur composition chimique, de leurs caractères physiologiques et pathologiques et des indications thérapeutiques qu'ils fournissent dans le traitement des maladies, par Lionel BEALE, médecin et professeur au King's College Hospital. Traduit de l'anglais sur la seconde édition et annoté par MM. Auguste Ollivier, médecin des hôpitaux, et Georges Bergeron, agrégé de la Faculté de médecine. Paris, 1865, 1 vol. in-18 jésus, de XXX-540 pages avec 163 figures. 7 fr.

BEAU. Traité expérimental et clinique d'auscultation appliquée à l'étude des maladies du poumon et du cœur, par le docteur J.-H.-S. BEAU, médecin de l'hôpital de la Charité. Paris, 1856, 1 vol. in-8 de XII-626 pages. 7 fr. 50

BEAUNIS. Nouveaux éléments de physiologie humaine, comprenant les principes de physiologie comparée et de la physiologie générale, par M. H. BEAUNIS, professeur de physiologie à la Faculté de médecine de Nancy. Paris, 1876, 1 vol. in-8° de XLVIII-1140 pages, avec 300 figures, cartonné. 14 fr.

BEAUNIS et BOUCHARD. Nouveaux éléments d'anatomie descriptive et d'embryologie, par H. BEAUNIS et H. BOUCHARD, professeur agrégé à la Faculté de médecine de Nancy. *Deuxième édition.* Paris, 1873, 1 vol. grand in-8 de XVI-1104 pages avec 421 figures dessinées d'après nature, cartonné. 18 fr.

BEAUNIS et BOUCHARD. Précis d'anatomie et de dissection. Paris, 1876, 1 vol. in-18 de 600 pages. 4 fr.

BEAUREGARD. Des difformités des doigts (dactylolyses). Dactylolyses essentielles (Aïnhum), dactylolyses de cause interne et de cause externe; étude de sémiologie, par le docteur G. BEAUREGARD (du Havre). Paris, 1875, in-8° de 110 pages, avec 6 planches. 4 fr.

BEAUVAIS. Effets toxiques et pathogénétiques de plusieurs médicaments sur l'économie animale dans l'état de santé, par le docteur BEAUVAIS (de Saint-Gratien) Paris, 1845, in-8 de 420 pages avec huit tableaux in-folio. 7 fr.

BEAUVAIS. Clinique homœopathique. Paris, 1836-1840, 9 forts vol. in-8. 45 fr.

BECLU. Nouveau manuel de l'herboriste, ou Traité des propriétés médicinales des plantes exotiques et indigènes du commerce, suivi d'un Dictionnaire pathologique, thérapeutique et pharmaceutique, par H. BECLU, herboriste praticien. Paris, 1872. 1 vol. in-12 de XIV-256 pages, avec 55 fig. 2 fr. 50

BÉGIN. Études sur le service de santé militaire en France, son passé, son présent et son avenir, par le docteur L.-J. BÉGIN, chirurgien-inspecteur, membre du Conseil de santé des armées. Paris, 1849, in-8 de 370 pages. 4 fr. 50

BÉGIN. Nouveaux éléments de chirurgie et de médecine opératoire. 2e édition. Paris, 1838, 3 vol. in-8. 20 fr.

BELMAS. **Traité de la cystotomie sus-pubienne.** Paris, 1827, in-8, fig. 2 fr.

BENECH. **Pathologie naturelle générale.** Paris, 1851, tome I, in-8. 7 fr.

BERGER et REY. **Répertoire bibliographique des travaux des médecins et des pharmaciens de la marine française**, 1698-1873, suivi d'une table méthodique des matières par les docteurs Ch. BERGER (de Brest), médecin de la marine, et H. REY, médecin de 1re classe. Paris, 1874, in-8 de IV-282 pages. 6 fr.

BERGERET (L.-F.-L.). **Des fraudes dans l'accomplissement des fonctions génératrices**, causes, dangers et inconvénients pour les individus, la famille et la société, remèdes, par L. F. BERGERET, médecin en chef de l'hôpital d'Arbois (Jura). *Quatrième édition.* Paris, 1873, 1 vol. in-18 jésus de 228 pages. 2 fr. 50

BERGERET (L.-F.-E.). **De l'abus des boissons alcooliques**, dangers et inconvénients pour les individus, la famille et la société. Moyens de modérer les ravages de l'ivrognerie. Paris, 1870, in-18 jésus de VIII-380 pages. 3 fr.

BERNARD (Cl.). **Leçons de physiologie expérimentale appliquée à la médecine**, faites au Collége de France par Cl. BERNARD, membre de l'Institut de France (Académie des sciences et Académie française), professeur au Collége de France, professeur de physiologie générale au Muséum d'histoire naturelle. Paris, 1855-1856, 2 vol. in-8, avec fig. 14 fr.

BERNARD (Cl.). **Leçons sur les effets des substances toxiques et médicamenteuses.** Paris, 1857, 1 vol. in-8 avec figures. 7 fr.

BERNARD (Cl.). **Leçons sur la physiologie et la pathologie du système nerveux.** Paris, 1858, 2 vol. in-8 avec figures. 14 fr.

BERNARD (Cl.). **Leçons sur les propriétés physiologiques et les altérations pathologiques des liquides de l'organisme.** Paris, 1859, 2 vol. in-8 avec 82 fig. 14 fr.

BERNARD (Cl.). **Introduction à l'étude de la médecine expérimentale.** Paris, 1865, in-8, 400 pages. 7 fr.

BERNARD (Cl.). **Leçons de pathologie expérimentale.** Paris, 1871, 1 vol. in-8 de 600 pages. 7 fr.

BERNARD (Cl.). **Leçon sur les anesthésiques et sur l'asphyxie.** Paris, 1875, 1 vol. in-8 de 520 pages avec figures. 7 fr.

BERNARD (Cl.). **Leçons sur la chaleur animale**, sur les effets de la chaleur et sur la fièvre. Paris, 1876, 1 vol, in-8 de 471 pages, avec figures. 7 fr.

BERNARD (Cl.) et HUETTE. **Précis iconographique de médecine opératoire et d'anatomie chirurgicale.** *Nouveau tirage.* Paris, 1873, 1 vol. in-18 jésus, 495 pag., avec 113 pl., figures noires. Cartonné. 24 fr.

Le même, figures coloriées, cart. 48 fr.

— Le même, en 8 livraisons composées chacune de 64 pages de texte avec 14 planches. Prix de la livraison : figures noires, 3 fr.; figures coloriées. 6 fr.

BERNARD (H.). **Premiers secours aux blessés** sur le champ de bataille et dans les ambulances, par le docteur H. BERNARD, ancien chirurgien des armées, précédé d'une introduction par J. N. DEMARQUAY. Paris, 1870, in-18 de 164 p. avec 79 fig. 2 fr.

BERT (Paul). **Leçons sur la physiologie comparée de la respiration**, par Paul BERT, professeur de physiologie à la Faculté des sciences. Paris, 1870, 1 vol. in-8 de 500 pages avec 150 fig. 10 fr.

BERTHERAND. **Hygiène musulmane**, par le docteur E. L. BERTHERAND, ancien médecin des affaires arabes. 2e édit. 1873, in-8 de 70 pages. 2 fr. 50

BERTHOLDI. **Conseils d'un médecin homœopathe**, ou Moyen de se traiter soi-même homœopathiquement. Traduit de l'allemand par SARRAZIN. Paris, 1837, in-18 de 180 pages. 2 fr. 25

BILLET (Léon). **De la fièvre puerpérale** et de la réforme des maternités. Paris, 1872, in-8 de 89 pages. 2 fr.

BISCHOFF (T.-L.-G.). **Traité du développement de l'homme et des mammifères**, Paris, 1843, in-8. 5 fr.

BLANDIN. **Anatomie du système dentaire**, considérée dans l'homme et les animaux. Paris, 1836, in-8 avec une planche. 2 fr. 50

BOECKEL. **De la galvanocaustie thermique**, par Eugène BOECKEL, chirurgien de l'hôpital de Strasbourg. Paris, 1873, in-8 de 116 pages avec 3 pl. 3 fr. 50

BOENNINGHAUSEN (C. de). **Manuel de thérapeutique médicale homœopathique**, pour servir de guide au lit des malades et à l'étude de la matière médicale pure. Traduit de l'allemand par le docteur D. ROTH. Paris, 1846, in-12 de 600 p. 7 fr.

BOENNINGHAUSEN (C. de). **Tableau de la principale sphère d'action et des propriétés caractéristiques des remèdes antipsoriques**, traduit de l'allemand par T. de BACHMETEFF et le docteur RAPOU, précédé d'un mémoire sur la Répétition des doses du docteur HERING (de Philadelphie). Paris, 1834, in-8, 352 p. 5 fr.

BOENNINGHAUSEN (C. de). **Les côtés du corps, ainsi que les affinités des médicaments**. Études homœopathiques, traduit de l'allemand par Ph. DE MOLINARI. Bruxelles, 1857, in-8, 24 pages. 1 fr. 50

BOISSEAU. Des maladies simulées et des moyens de les reconnaître, par le docteur Edm. BOISSEAU, professeur agrégé à l'École du Val-de-Grâce. Paris, 1870, 1 vol. in-8 de 510 pages avec figures. 7 fr.

BOIVIN (Mme) et **DUGES**. **Anatomie pathologique de l'utérus et de ses annexes**, fondée sur un grand nombre d'observations cliniques ; par madame BOIVIN, docteur en médecine, sage-femme en chef de la Maison de santé, et A. DUGÈS, professeur à la Faculté de médecine de Montpellier. Paris, 1866, atlas in-folio de 41 planches, gravées et coloriées, *représentant les principales altérations morbides des organes génitaux de la femme*, avec explication. 45 fr.

BONNAFONT. Traité pratique des maladies de l'oreille et des organes de l'audition. *Deuxième édition*. Paris, 1873, in-8 de XVI-700 pages avec 43 figures. 10 fr.

BONNET (A.). **Traité de thérapeutique des maladies articulaires**, par A. BONNET, professeur à l'Ecole de médecine de Lyon. Paris, 1853, 1 vol. in-8 avec 97 fig. 9 fr.

BONNET (A.). **Nouvelles méthodes de traitement des maladies articulaires**. *Seconde édition*, accompagnée d'observations sur la rupture de l'ankylose, par MM. BARRIER, BERNE, PHILIPEAUX et BONNET. Paris, 1860, in-8 avec 17 fig. 4 fr. 50

BOUCHARDAT. Du diabète sucré, ou glucosurie, son traitement hygiénique, par M. BOUCHARDAT, membre de l'Académie de médecine, professeur à la Faculté de médecine de Paris. Paris, 1852, 1 vol. in-4. 4 fr. 50

BOUCHUT. Traité pratique des maladies des nouveau-nés, des enfants à la mamelle et de la seconde enfance, par le docteur E. BOUCHUT, médecin de l'hôpital des Enfants malades, professeur agrégé à la Faculté de médecine. *Sixième édition*, corrigée et augmentée. Paris, 1873, 1 vol. in-8, VIII-1092 p., avec 179 fig. 16 fr.
Ouvrage couronné par l'Institut de France.

Après une longue pratique et plusieurs années d'enseignement clinique à l'hôpital des Enfants de Sainte-Eugénie, M. Bouchut, pour répondre à la faveur publique, a étendu son cadre et complété son œuvre, en y faisant entrer indistinctement toutes les maladies de l'enfance jusqu'à la puberté. On trouvera dans son livre la médecine et la chirurgie du premier âge.

BOUCHUT (E.). **Hygiène de la première enfance**. Guide des mères pour l'allaitement, le sevrage et le choix de la nourrice chez les nouveau-nés. *Sixième édition*. Paris, 1874, in-18 de 400 pages, avec 49 figures. 4 fr.

BOUCHUT (E.). **Nouveaux éléments de pathologie générale, de sémiologie et de diagnostic**, comprenant : la nature de l'homme ; l'histoire générale de la maladie, les différentes classes de maladie, l'anatomie pathologique générale et l'histologie pathologique, le pronostic ; la thérapeutique générale ; les éléments du diagnostic par l'étude des symptômes et l'emploi des moyens physiques : auscultation, percussion, cérébroscopie, laryngoscopie, microscopie, chimie pathologique, spirométrie, etc. *Troisième édition*, revue et augmentée. Paris, 1875, 1 vol. gr. in-8 de 1312 pages avec 282 fig., cartonné en toile. 20 fr.

BOUCHUT. Atlas d'ophthalmoscopie médicale de cérébroscopie montrant chez l'homme et chez les animaux les lésions du nerf optique, de la rétine et de la choroïde produites par les maladies du cerveau, par les maladies de la moelle épinière et par les maladies constitutionnelles et humorales. Paris, 1876, 1 vol. in-4 de VIII-148 pages avec 14 planches en chromo-lithographie, comprenant 137 figures et 19 figures intercalées dans le texte. Cartonné. 35 fr.

BOUCHUT (E.). **La vie et ses attributs** dans leurs rapports avec la philosophie, l'histoire naturelle et la médecine. 2e édit. Paris, 1876, 1 vol. in-18 jésus de 450 p. 4 fr. 50

BOUCHUT (E.). **Traité des signes de la mort** et des moyens de ne pas être enterré vivant. *Deuxième édition* augmentée d'une étude sur de nouveaux signes de la mort. Paris, 1874, in-12 de VIII-468 pages. 4 fr.
Ouvrage couronné par l'Institut de France et par l'Académie de médecine.

BOUCHUT (E.). **De l'état nerveux aigu et chronique, ou nervosisme.** Paris, 1860. 1 vol. in-8 de 348 p. 5 fr.

BOUCHUT (E.). **Des effets physiologiques et thérapeutiques de l'hydrate de chloral.** Paris, 1869, grand in-8 de 20 pages. 1 fr.

BOUDIN. **Traité de géographie et de statistique médicales, et des maladies endémiques,** comprenant la météorologie et la géologie médicales, les lois statistiques de la population et de la mortalité, la distribution géographique des maladies, et la pathologie comparée des races humaines, par le docteur J.-CH.-M. BOUDIN. Paris, 1857, 2 vol. gr. in-8, avec 9 cartes et tableaux. 20 fr.

BOUDIN. **Dangers des unions consanguines** et nécessité des croisements dans l'espèce humaine et parmi les animaux. In-8° de 77 pages. 2 fr.

BOUDIN. **Souvenirs de la campagne d'Italie,** observations topographiques et médicales. Études nouvelles sur la pellagre. Paris, 1861, in-8, avec une carte. 2 fr. 50

BOUDIN. Études d'hygiène publique sur **l'état sanitaire, les maladies et la mortalité des armées anglaises** de terre et de mer en Angleterre et dans les colonies, traduit de l'anglais d'après les documents officiels. Paris, 1846, in-8 de 190 pages. 3 fr.

BOUILLAUD. **Traité de nosographie médicale,** par J. BOUILLAUD, membre de l'Institut, professeur de clinique médicale à la Faculté de médecine de Paris, médecin de l'hôpital de la Charité. Paris, 1846, 5 vol. in-8 de chacun 700 p. 8 fr.

BOUILLAUD. **Traité clinique des maladies du cœur.** *Deuxième édition.* Paris, 1841, 2 vol. in-8 avec 8 planches. 16 fr.
Ouvrage auquel l'Institut de France a accordé le grand prix de médecine.

BOUILLAUD. **Traité clinique du rhumatisme articulaire,** et de la loi de coïncidence des inflammations du cœur avec cette maladie. Paris, 1840, in-8. 7 fr. 50
Ouvrage servant de complément au *Traité des maladies du cœur.*

BOUILLAUD. **De l'introduction de l'air dans les veines.** Paris, 1838, in-8. 2 fr.

BOUISSON. **Traité de la méthode anesthésique** appliquée à la chirurgie et aux différentes branches de l'art de guérir, par le docteur E.-F. BOUISSON, professeur à la Faculté de médecine de Montpellier. Paris, 1850, in-8 de 560 pages. 4 fr.

BOURDON. **Des anaplasties périnéo-vaginales** dans le traitement des prolapsus de l'utérus, des cystocèles et des rectocèles, par le docteur Emmanuel BOURDON, ancien interne des hôpitaux. 1875, 1 vol. in-8° de 143 pages avec 8 planches. 3 fr.

BOURGEOIS (L.-X.). **Les passions dans leurs rapports avec la santé et les maladies,** par le docteur X. BOURGEOIS. — **L'amour et le libertinage.** *Troisième édition.* Paris, 1871, 1 vol. in-12 de 208 pages. 2 fr.

BOURGEOIS (L.-X.). **De l'influence des maladies de la femme** pendant la grossesse sur la constitution et la santé de l'enfant. Paris, 1861, 1 vol. in-4. 3 fr. 50

BOUSQUET (J.-B.). **Nouveau traité de la vaccine** et des éruptions varioleuses ou varioliformes. Paris, 1848, in-8 de 600 pages. 7 fr.

BOUVIER (H.). **Leçons cliniques sur les maladies chroniques de l'appareil locomoteur,** par H. BOUVIER, médecin de l'hôpital des Enfants, membre de l'Académie de médecine. Paris, 1858, 1 vol. in-8 de VIII-532 pages. 7 fr.

BOUVIER (H.). **Atlas des leçons sur les maladies chroniques de l'appareil locomoteur,** comprenant les **Déviations de la colonne vertébrale.** Paris, 1858. Atlas de 20 planches in-folio. 18 fr.

BOUVIER (H.). **Mémoire sur la section du tendon d'Achille dans le traitement des pieds bots.** Paris, 1838, in-4 de 72 pages avec une planche lithogr. 2 fr.

BOYER (Pierre). **De l'influence des exercices gymnastiques** sur l'accroissement du volume du côté gauche de la poitrine. Paris, 1875, in-8 de 50 p. avec 2 pl. 2 fr.

BOYMOND (Marc). **De l'urée.** Physiologie, chimie, dosage. Paris, 1872, in-8 de 167 pages. 3 fr.

BRAIDWOOD. **De la pyohémie ou fièvre suppurative,** par P. M. BRAIDWOOD; traduction par le docteur E. ALLING, revue par l'auteur. Paris, 1869, 1 vol. in-8 de VIII-300 p. avec 12 planches chromolithographiées. 8 fr.

BRAINARD. **Mémoire sur le traitement des fractures** non réunies et des difformités des os, par Daniel BRAINARD, professeur de chirurgie au collége médical de l'Illinois. Paris, 1854, grand in-8, 72 pages avec 2 planches co

BRAUN, BROUWERS et DOCX. **Gymnastique scolaire** en Hollande, en Allemagne et dans les pays du Nord, suivie de l'état de l'enseignement de la gymnastique en France. Paris, 1874, 1 vol. in-8 de 168 pages. 3 fr. 50

BREMSER. **Traité zoologique et physiologique des vers intestinaux de l'homme,** traduit de l'allemand par M. Grundler. Revu par M. de Blainville. Paris, 1837, in-8 avec atlas in-4 de 15 planches. 7 fr.

BRESCHET (G.). **Mémoires chirurgicaux** sur différentes espèces d'**anévrysmes.** Paris, 1834, in-4 avec six planches in-fol. 6 fr.

BRESCHET (G.). **Études anatomiques, physiologiques et pathologiques de l'œuf** dans l'espèce humaine et dans quelques-unes des principales familles des animaux vertébrés. Paris, 1835, 1 vol. in-4 de 144 pages avec 6 planches. 5 fr.

BRESCHET (G.). Recherches anatomiques et physiologiques sur l'**organe de l'ouïe et sur l'audition dans l'homme et les animaux vertébrés.** Paris, 1836, in-4 avec 13 planches. 5 fr.

BRESCHET (G.). Recherches anatomiques et physiologiques sur l'**organe de l'ouïe des poissons.** Paris, 1838, in-4 avec 17 planches. 5 fr.

BRIAND et CHAUDÉ. **Manuel complet de médecine légale,** ou Résumé des meilleurs ouvrages publiés jusqu'à ce jour sur cette matière, et des jugements et arrêts les plus récents, par J. BRIAND, docteur en médecine de la Faculté de Paris, et Ernest CHAUDÉ, docteur en droit; et contenant un *Traité élémentaire de chimie légale*, par J. BOUIS, professeur à l'Ecole de pharmacie de Paris. *Neuvième édition*. Paris, 1874, 1 vol. gr. in-8 de VIII-1102 pages avec 3 pl. gravées et 37 fig. 18 fr.

BRIERRE DE BOISMONT. **Du délire aigu** observé dans les établissements d'aliénés, par M. BRIERRE DE BOISMONT. Paris, 1845, 1 vol. in-4 de 120 pages. 3 fr. 50

BRIERRE DE BOISMONT. **De l'emploi des bains prolongés** et des irrigations continues dans le traitement des formes aiguës de la folie, et en particulier de la manie. Paris, 1847, 1 vol. in-4 de 62 pages. 1 fr. 50

BRIQUET (P.). **Rapport sur les épidémies du choléra-morbus** qui ont régné de 1817 à 1850. Paris, 1868, 1 vol. in-4 de 235 pages. 6 fr.

BRIQUET (P.). **De la variole.** Paris, 1871, in-8 de 56 pages. 1 fr. 50

BROCA. **Anatomie pathologique du cancer,** par Paul BROCA, professeur à la Faculté de médecine. Paris, 1852, 1 vol. in-4 avec une planche. 3 fr. 50

BROUSSAIS. **Cours de phrénologie.** Paris, 1836, in-8°, 850 p. avec pl. 4 fr. 50

BROWN-SÉQUARD. **Propriétés et fonctions de la moelle épinière.** Rapport sur quelques expériences de M. BROWN-SÉQUARD, par M. PAUL BROCA. Paris, 1856, in-8. 1 fr.

BRUCKE. **Des couleurs** au point de vue physique, physiologique, artistique et industriel, par Ernest BRUCKE, professeur à l'Université de Vienne, traduit par Paul Schützenberger. Paris, 1866, 1 vol. in-18 jésus de 344 pag. avec 46 fig. 4 fr.

BRUNNER. **La médecine basée sur l'examen des urines,** suivie des moyens hygiéniques les plus favorables à la guérison, à la santé et à la prolongation de la vie, par le docteur F.-A. BRUNNER. Paris, 1858, 1 vol. in-8, 320 pages. 5 fr.

BURLUREAUX. **Considérations sur le siége, la nature, les causes de la folie paralytique,** par le docteur Charles BURLUREAUX. 1874, grand in-8 de 91 p. 2 fr.

BYASSON (Henri). **Des matières amylacées et sucrées,** leur rôle dans l'économie. Paris, 1873, gr. in-8 de 112 pages. 2 fr. 50

CABANIS. **Rapport du physique et du moral de l'homme, et Lettre sur les causes premières,** par P.-J.-G. CABANIS, précédé d'une Table analytique, par DESTUTT DE TRACY, *huitième édition*, augmentée de Notes, et précédée d'une Notice historique et philosophique sur la vie, les travaux et les doctrines de Cabanis, par L. PEISSE. Paris, 1844, in-8 de 780 pages. 6 fr.

La notice biographique, composée sur des renseignements authentiques fournis en partie par la famille même de Cabanis, est à la fois la plus complète et la plus exacte qui ait été publiée. Cette édition est la seule qui contienne la *Lettre sur les causes premières*.

CADIAT. **Études sur l'anatomie normale et les tumeurs du sein chez la femme,** par le docteur CADIAT, professeur agrégé de la Faculté de médecine. 1876, in-8, de 60 pages, avec 3 planches et 20 figures lithographiées. 2 fr. 50

CADIAT. **Cristallin**, anatomie et développement, usages et régénérations. Paris, 1876, in-8, 80 pages, avec 2 planches. 2 fr. 50

CAILLAULT. **Traité pratique des maladies de la peau chez les enfants**, par le docteur CH. CAILLAULT. Paris, 1859, 1 vol. in-18 de 400 pages. 3 fr. 50

CALDERON. **Des irido-choroïdites**, par Andrès-Garcia CALDÉRON, docteur en médecine de la Faculté de Paris. Paris, 1875, in-8° de 151 pages. 3 fr.

CALMEIL. **Traité des maladies inflammatoires du cerveau**, ou Histoire anatomo-pathologique des congestions encéphaliques, du délire aigu, de la paralysie générale ou périencéphalite chronique diffuse à l'état simple ou compliqué, du ramollissement cérébral ou local aigu et chronique, de l'hémorrhagie cérébrale localisée récente ou non récente, par le docteur L. F. CALMEIL, médecin en chef de la Maison de Charenton. Paris, 1859, 2 forts volumes in-8. 17 fr.

CALMEIL. **De la folie considérée sous le point de vue pathologique, philosophique, historique et judiciaire**, depuis la renaissance des sciences en Europe jusqu'au XIX° siècle; description des grandes épidémies de délire simple ou compliqué qui ont atteint les populations d'autrefois et régné dans les monastères; exposé des condamnations auxquelles la folie méconnue a donné lieu. Paris, 1845, 2 vol. in-8. 14 fr.

CALMEIL. **De la paralysie considérée chez les aliénés**. Paris, 1823, in-8. 6 fr. 50

CARPENTIER. **Contributions à l'étude des présentations de la face**, par le D^r Ad. CARPENTIER. Paris, 1876, in-8, 74 pages, avec tableaux statistiques. 2 fr.

CARRIÈRE (Ed.). **Le climat de l'Italie et des stations du midi de l'Europe**, sous le rapport hygiénique et médical. *Deuxième édition*. Paris, 1876, 1 vol. in-8 de 640 pages. Ouvrage couronné par l'Institut de France. 9 fr.

CARUS (C.-C.). **Traité élémentaire d'anatomie comparée**, suivi de **Recherches d'anatomie philosophique** ou **transcendante** sur les parties primaires du système nerveux et du squelette intérieur et extérieur; traduit de l'allemand et précédé d'une *Esquisse historique et bibliographique de l'anatomie comparée*, par A.-J.-L. JOURDAN. Paris, 1835, 3 volumes in-8 avec *Atlas de 31 planches gr. in-4 gravées*. 10 fr.

CASTELNAU et DUCREST. **Recherches sur les abcès multiples**, comparés sous leurs différents rapports. Paris, 1846, in-4. 1 fr.

CAUVET. **Nouveaux éléments d'histoire naturelle médicale**, comprenant des notions générales sur la zoologie, la botanique et la minéralogie, l'histoire et les propriétés des animaux et des végétaux utiles ou nuisibles à l'homme, soit par eux-mêmes, soit par leurs produits, par D. CAUVET, professeur à l'École supérieure de pharmacie de Nancy. Paris, 1869, 2 vol. in-18 jésus avec 790 fig. 12 fr.

L'histoire des animaux, des végétaux et des minéraux utiles ou nuisibles à l'homme a été faite selon l'ordre des séries naturelles, en suivant les classifications le plus généralement adoptées. Les produits de ces différents êtres ont été étudiés soigneusement, au double point de vue de leurs caractères et de leurs propriétés médicinales. Pour les médecins, l'auteur fait connaître les propriétés physiologiques des médicaments simples les plus usités; pour les pharmaciens, il donne les caractères distinctifs des drogues et les propriétés chimiques de leurs principes actifs.

Ce livre comprend les matières exigées pour le troisième examen de doctorat en médecine et le deuxième examen de maîtrise en pharmacie.

CAZAUVIEILH (J.-B.). **Du suicide, de l'aliénation mentale** et des crimes contre les personnes, comparés dans leurs rapports réciproques. Recherches sur ce premier penchant chez les habitants des campagnes. Paris, 1840, in-8. 2 fr. 50

CAZENAVE. **Traité des maladies du cuir chevelu**, suivi de conseils hygiéniques sur les soins à donner à la chevelure, par le docteur A. CAZENAVE, médecin de l'hôpital Saint-Louis, etc. Paris, 1850, 1 vol. in-8 avec 8 planches coloriées. 8 fr.

Table des matières. — Introduction. Coup d'œil historique sur la chevelure. — Première partie. Considérations anatomiques et physiologiques sur les cheveux. — Deuxième partie. Pathologie du cuir chevelu. — Troisième partie. Hygiène.

CELSE (A.-C.). **De la médecine**, traduit par Fouquier et F.-S. Ratier. Paris, 1824, 1 vol. in-18. 2 fr.

CELSI (A.-C.). **De re medica libri octo**, editio nova, curantibus P. FOUQUIER, in Facultate Parisiensi professore, et F. S. RATIER. Parisiis, 1823, in-18. 1 fr. 50

CERISE. **Déterminer l'influence de l'éducation physique et morale** sur la production de la surexcitation du système nerveux et des maladies qui sont un effet consécutif de cette surexcitation. Paris, 1841, 1 vol. in-4 de 370 pages. 3 fr.

CHABENAT. **De la mort subite par embolie pulmonaire** dans les varices enflammées, par le docteur Marc CHABENAT. 1874, in-8 de 70 pages. 1 fr. 50

CHAILLY-HONORÉ. **Traité pratique de l'art des accouchements**. *Cinquième édition*. Paris, 1867, 1 vol. in-8 de XXIV-1036 pages avec 282 figures. 10 fr.

CHAMBERT. **Des effets physiologiques et thérapeutiques des éthers**, par le docteur H. CHAMBERT. Paris, 1848, in-8 de 260 pages. 75 c.

CHAMPIONNIERE. **De la fièvre traumatique**, par J. LUCAS-CHAMPIONNIÈRE, chirurgien des hôpitaux. Paris, 1872, in-8 de 178 pages, avec figures. 3 fr. 50

CHAMPIONNIÈRE. **Chirurgie antiseptique, principes, mode d'application et résultats du pansement de Lister.** 1876, 1 vol. in-18 jésus, 156 pages, avec figures. 3 fr.

CHANTREUIL. **Des dispositions du cordon** (la procidence exceptée) qui peuvent troubler la marche régulière de la grossesse et de l'accouchement, par G. CHANTREUIL, professeur agrégé de la faculté de médecine de Paris. Paris, 1875, in-8° de 176 p. avec figures. 4 fr.

CHAPPLAIN. **Études et observations sur quelques maladies chirurgicales des articulations**, par le docteur CHAPPLAIN, professeur à l'École de médecine de Marseille. 1874, in-8, 38 pages. 1 fr. 25

CHASTANG. **Conférences sur l'hygiène du soldat** appliquée spécialement aux troupes de la marine, par le docteur CHASTANG, médecin-major du 3e régiment d'infanterie de la marine. Paris, 1873, in-8 de 40 pages. 1 fr. 25

CHAUFFARD (P.-Em.). **De la fièvre traumatique** et de l'infection purulente, par le docteur P.-E. CHAUFFARD, professeur à la Faculté de médecine de Paris. Paris, 1873, 1 vol. in-8 de 229 pages. 3 fr. 50

CHAUFFARD (P.-Em.). **Essai sur les doctrines médicales**, suivi de quelques considérations sur les fièvres. Paris, 1846, in-8 de 130 pages. 1 fr.

CHAUSIT. **Traité élémentaire des maladies de la peau**, par M. le docteur CHAUSIT, d'après l'enseignement théorique et les leçons cliniques de M. le docteur A. Cazenave, médecin de l'hôpital Saint-Louis. Paris, 1853, 1 vol. in-8, XII-448 pag. 3 fr.

CHAUVEAU. **Traité d'anatomie comparée des animaux domestiques**, par A. CHAUVEAU, professeur à l'École vétérinaire de Lyon. *Deuxième édition*, revue et augmentée avec la collaboration de M. ARLOING, professeur à l'École vétérinaire de Toulouse. Paris, 1871, 1 vol. in-8, VI-992 pages avec 368 figures. 20 fr.

CHAUVEL. **Précis d'opérations de chirurgie**, par le docteur J. CHAUVEL, médecin major, professeur agrégé de médecine opératoire à l'Ecole du Val-de-Grâce. Paris, 1876, 1 vol. in-18 jésus de 700 pages, avec 281 fig. dessinées par le docteur E. CHARVOT. 6 fr.

CHOSSAT. **Étude sur les conditions pathogéniques des œdèmes**, par le docteur Théodore CHOSSAT (de Genève), aide de clinique de la Faculté de Paris. Paris, 1874, gr. in-8 de 134 pages. 3 fr.

CHRISTOT. **Ovariotomies.** Observations, tableau statistique. Lyon, 1867, in-8, 24 pages. 1 fr.

CHRISTOT. **Du drainage dans les plaies par armes de guerre.** Paris, 1871, gr. in-8 de 64 pages. 2 fr.

CHURCHILL (Fleetwood). **Traité pratique des maladies des femmes**, hors l'état de grossesse, pendant la grossesse et après l'accouchement, par Fleetwood CHURCHILL, professeur d'accouchements, de maladies des femmes et des enfants à l'Université de Dublin. Traduit de l'anglais par les docteurs Alexandre WIELAND et Jules DUBRISAY. *Deuxième édition*, contenant l'Exposé des travaux français et étrangers les plus récents, par M. le docteur A. LEBLOND. Paris, 1874, 1 vol. gr. in-8, XVI-1254 pages avec 337 figures. 18 fr.

En présentant le livre de M. Churchill aux médecins français, les traducteurs ont pensé que, sans porter atteinte à l'originalité de l'œuvre, et tout en conservant à l'auteur la responsabilité et le mérite de ses opinions personnelles, ils devaient compléter les quelques points de détail qui avaient pu échapper à ses investigations, ou qui avaient reçu un jour nouveau de travaux postérieurs à la publication de la dernière édition anglaise, et ils se sont particulièrement attachés à mettre en lumière les études modernes des auteurs français et étrangers qui méritaient d'être portées à la connaissance du médecin et du chirurgien, et qui pouvaient l'être utilement pour les besoins de la pratique.

CIVIALE. **Traité pratique sur les maladies des organes génito-urinaires**, par le docteur CIVIALE, membre de l'Institut et de l'Académie de médecine. *Troisième édition* augmentée. Paris, 1858-1860, 3 vol. in-8 avec figures. 24 fr.

CIVIALE. **Traité pratique et historique de la lithotritie.** Paris, 1847, 1 vol. in-8 de 600 pages avec 8 planches. 8 fr.

CIVIALE. **De l'uréthrotomie** ou de quelques procédés peu usités de traiter les rétrécissements de l'urèthre. Paris, 1849, in-8 de 124 pages avec une planche. 2 fr. 50

CIVIALE. **Parallèles des divers moyens de traiter les calculeux.** 1836, in-8, 3 pl. 8 fr.

†**CODEX MEDICAMENTARIUS.** Pharmacopée française, rédigée par ordre du gouvernement, la commission de rédaction étant composée de professeurs de la Faculté de

médecine et de l'Ecole supérieure de pharmacie de Paris, de membres de l'Académie de médecine et de la Société de pharmacie de Paris. Paris, 1866, 1 vol. grand in-8, XLVIII-784 pages, cartonné à l'anglaise. 9 fr. 50

Franco par la poste. 12 fr.

Le même, interfolié de papier réglé et solidement relié en demi-maroquin. 16 fr. 50

Le nouveau Codex medicamentarius, Pharmacopée française, édition de 1866, sera et demeurera obligatoire pour les Pharmaciens à partir du 1er janvier 1867. (*Décret du 5 décembre 1866.*)

CODEX. Commentaires thérapeutiques du Codex medicamentarius, ou Histoire de l'action physiologique et des effets thérapeutiques des médicaments inscrits dans la pharmacopée française, par Ad. GUBLER, professeur de thérapeutique à la Faculté de médecine, membre de l'Académie de médecine. *Deuxième édition.* Paris, 1874, 1 vol. grand in-8, XVIII-980 pages, format du Codex, cart. 15 fr.

Cet ouvrage forme le complément indispensable du Codex.

COLIN (G.). **Traité de physiologie comparée des animaux**, considérée dans ses rapports avec les sciences naturelles, la médecine, la zootechnie et l'économie rurale, par G. COLIN, professeur à l'École vétérinaire d'Alfort, membre de l'Académie de médecine. *Deuxième édition.* Paris, 1871-73, 2 vol. in-8 avec figures. 26 fr.

COLIN (Léon). **Traité des fièvres intermittentes**, par Léon COLIN, professeur à l'École du Val-de-Grâce. Paris, 1870, 1 vol. in-8 de 500 pages avec un plan médical de Rome. 8 fr.

COLIN (Léon). **De la variole**, au point de vue épidémiologique et prophylactique. Paris, 1873, 1 vol. in-8 de 200 pages avec 3 figures. 3 fr. 50

COLLADON. **Histoire naturelle et médicale des casses**, et particulièrement de la casse et des sénés employés en médecine. Montpellier, 1816, in-4 avec 19 pl. 6 fr.

COLLINEAU. **Analyse physiologique de l'entendement humain.** Paris, 1843, 1 vol. in-8. 1 fr. 50

COMITÉ consultatif d'hygiène publique de France (Recueil des travaux du) et des actes officiels de l'administration sanitaire), publié par ordre de M. le ministre de l'agriculture et du commerce. Paris, 1872. Tome I. 1 vol. in-8 de XXIV-451 p. 8 fr.

— Tome II. Paris, 1873, 1 vol. in-8 de 432 pages avec 2 cartes coloriées. 8 fr.

— Tome II, 2e partie. Paris, 1873, 1 vol in-8 de 376 pag. avec 3 cartes. (Pas séparément de la collection.) 7 fr.

— Tome III. Paris, 1874, 1 vol. in-8 de 404 pages. 8 fr.

— Tome IV. Paris, 1875, 1 vol. in-8° avec planches. 8 fr.

— Tome V, Paris, 1876, in-8, VIII-520 p. avec une carte. 8 fr.

COMTE (A.). **Cours de philosophie positive**, par Auguste COMTE, répétiteur à l'École polytechnique. *Troisième édition*, augmentée d'une préface par E. LITTRÉ, et d'une table alphabétique des matières. Paris, 1869, 6 vol. in-8. 45 fr.

Tome I. Préliminaires généraux et philosophie mathématique. — Tome II. Philosophie astronomique et philosophie physique. — Tome III. Philosophie chimique et philosophie biologique. — Tome IV. Philosophie sociale (partie dogmatique). — Tome V. Philosophie sociale (partie historique : état théologique et état métaphysique). — Tome VI. Philosophie sociale (complément de la partie historique) et conclusions générales.

COMTE (A.). **Principes de philosophie positive**, précédés de la préface d'un disciple, par E. LITTRÉ. Paris, 1868, 1 vol. in-18 jésus, 208 pages. 2 fr. 50

Les *Principes de philosophie positive* sont destinés à servir d'introduction à l'étude du *Cours de philosophie*; ils contiennent : 1° l'exposition du but du cours, ou considérations générales sur la nature et l'importance de la philosophie positive; 2° l'exposition du plan du cours, ou considérations générales sur la hiérarchie des sciences.

Congrès médico-chirurgical de France. Première session, tenue à ROUEN du 30 septembre au 3 octobre 1863. Paris, 1863, in-8 de 412 pag. avec planches. 5 fr.

Congrès médical de France. Deuxième session, tenue à LYON du 26 septembre au 1er octobre 1864. Paris, 1865, in-8 de 688 pages avec planches. 9 fr.

Congrès médical de France. Troisième session, tenue à BORDEAUX du 2 au 7 octobre 1865. Paris, 1866, in-8, XII-916 pages. 9 fr.

COOPER (Astley). **Œuvres chirurgicales complètes**, traduites de l'anglais, avec des notes par E. CHASSAIGNAC et G. RICHELOT. Paris, 1837, gr. in-8. 4 fr. 50

CORLIEU (A.). **Aide-mémoire de médecine, de chirurgie et d'accouchements**, vade-mecum du praticien. *Deuxième édition*, revue, corrigée et augmentée. Paris, 1872, 1 vol. in-18 jésus de VIII-664 pages avec 418 figures, cart. 6 fr.

CORNARO. **De la sobriété**, *voyez* **École de Salerne**, p. 18.

CORNILLIAC. **Études sur la fièvre jaune à la Martinique**, de 1669 à nos jours, par J.-J. CORNILLIAC, médecin de 2e classe de la marine. Fort-de-France, 1873, 1 vol. in-8° de 791 pages. 12 fr.

CORRE. **La pratique de la chirurgie d'urgence**, par le docteur A. CORRE. Paris, 1872, in-18 de VIII-216 pages avec 51 figures. 2 fr.

COSTE. **De la myocardite puerpérale** comme cause la plus fréquente de mort subite après l'accouchement, par le docteur Maurice COSTE. Paris, 1876, in-8, 74 pages. 1 fr. 50

COUSOT. **Étude sur la nature, l'étiologie et le traitement de la fièvre typhoïde**, par le docteur COUSOT. Paris, 1874, 1 vol. in-4, 369 pages. 9 fr.

CROS (A.). **Les fonctions supérieures du système nerveux**, recherches et conditions organiques et dynamiques de la pensée, par le docteur A. CROS. Paris, 1875, 1 vol. in-8 de 543 pages. 8 fr.

CRUVEILHIER. **Anatomie pathologique du corps humain**, ou Descriptions, avec figures lithographiées et coloriées, des diverses altérations morbides dont le corps humain est susceptible ; par J. CRUVEILHIER, professeur à la Faculté de médecine. Paris, 1830-1842, 2 vol. in-folio, avec 230 planches coloriées. 456 fr.
Demi-reliure des 2 vol. grand in-folio, dos de maroquin, non rognés. 24 fr.

Ce bel *ouvrage est complet* ; il a été publié en 41 livraisons, chacune contenant 6 feuilles de texte in-folio grand-raisin vélin, caractère neuf de F. Didot, avec 5 planches coloriées avec le plus grand soin, et 6 planches lorsqu'il n'y a que quatre planches de coloriées. Chaque livraison est de 11 fr.

CRUVEILHIER (J.). **Traité d'anatomie pathologique générale.** *Ouvrage complet.* Paris, 1849-1864, 5 vol. in-8. 35 fr.

Tome V et dernier, Dégénérations aréolaires et gélatiniformes, dégénérations cancéreuses proprement dites par J. CRUVEILHIER; pseudo-cancers et tables alphabétiques par CH. HOUEL. Paris, 1864, 1 vol. in-8 de 420 pages. 7 fr.

Cet ouvrage est l'exposition du Cours d'anatomie pathologique que M. Cruveilhier fait à la Faculté de médecine de Paris. Comme son enseignement, il est divisé en XVIII classes, savoir : tome I, 1° solutions de continuité; 2° adhésions; 3° luxations; 4° invaginations; 5° hernies; 6° déviations; — tome II, 7° corps étrangers; 8° rétrécissements et oblitérations; 9° lésions de canalisation par communication accidentelle; 10° dilatations; — tome III, 11° hypertrophies; 12° atrophies; 13° métamorphoses et productions organiques analogues; — tome IV, 14° hydropisies et flux; 15° hémorrhagies; 16° gangrènes; 17° inflammations ou phlegmasies; 18° lésions strumeuses et lésions carcinomateuses; — tome V, 19° dégénérations organiques.

CURTIS. **Du traitement des rétrécissements de l'urèthre par la dilatation progressive**, par le docteur T.-B. CURTIS. Paris, 1873, in-8 de 113 pages. 2 fr. 50

CYON. **Principes d'électrothérapie**, par le docteur CYON, professeur à l'Académie médico-chirurgicale de Saint-Pétersbourg. Paris, 1873, 1 vol. in-8 de VIII-275 pages avec figures. 4 fr.

CYR. **Traité de l'alimentation** dans ses rapports avec la physiologie, la pathologie et la thérapeutique, par le docteur JULES CYR. Paris, 1869, in-8 de 574 pages. 8 fr.

CZERMAK (J.-N.). **Du laryngoscope** et de son emploi en physiologie et en médecine. Paris, 1860, in-8 avec deux planches gravées et 31 figures. 3 fr. 50

DALTON. **Physiologie et hygiène des écoles, des colléges et des familles**, par J.-C. DALTON, professeur au collége des médecins et des chirurgiens de New-York, traduit par le docteur E. ACOSTA. Paris, 1870, 1 vol. in-18 jésus de 536 pages avec 68 fig. 4 fr.

DARDE. **Du délire des actes** dans la paralysie générale avec observations recueillies au bureau central d'admission de Sainte-Anne par le docteur Ferdinand DARDE. Paris, 1874, in-8 de 40 pages. 1 fr.

DAREMBERG (Ch.). **Histoire des sciences médicales**, comprenant l'anatomie, la physiologie, la médecine, la chirurgie et les doctrines de pathologie générales, par Ch. DAREMBERG, professeur à la Faculté de médecine. Paris, 1870, 2 vol. in-8 d'ensemble 1200 pages avec figures. 20 fr.

DAREMBERG (Ch.). **Glossulæ quatuor magistrorum super chirurgiam Rogerii et Rolandi et de secretis mulierum**, de chirurgia, de modo medendi libri septem, poema medicum; nunc primum ad fidem codicis Mazarinei edidit doctor CH. DAREMBERG. Napoli, 1854, in-8 de 64-228-178 pages. 8 fr.

DAREMBERG (Ch.). **Notices et extraits des manuscrits médicaux** grecs, latins et français des principales bibliothèques de l'Europe. Première partie : Manuscrits grecs d'Angleterre, suivis d'un fragment inédit de Gilles de Corbeil et de scolies inédites sur Hippocrate. Paris, 1853, in-8, 243 pages. 7 fr.

DAREMBERG. Voy. GALIEN, ORIBASE.

DAREMBERG (G.). **De l'expectoration dans la phthisie** pulmonaire, par le docteur Georges DAREMBERG, chef des travaux chimiques au laboratoire de la Charité. Paris, 1876, in-8, 72 p. 2 fr.

DAVASSE. **La syphilis**, ses formes et son unité, par J. DAVASSE, ancien interne des hôpitaux de Paris. Paris, 1865, 1 vol. in-8 de 570 pages. 8 fr.

DAVID (Th.). **De la grossesse** au point de vue de son influence sur la constitution de la femme. Paris, 1868, 1 vol. in-8, 122 pages. 2 fr. 50

DECHAUX. **Parallèle de l'hystérie** et des maladies du col de l'utérus, par le docteur DECHAUX (de Montluçon). Paris, 1873, 1 vol. in-8 de VIII-444 pages. 5 fr.

DECHAUX. **Des plaies pénétrantes des articulations**, par le docteur DECHAUX (de Montluçon). 1875, gr. in-8° de 121 pages. 3 fr. 50

DE LA RIVE. **Traité d'électricité** théorique et appliquée; par A. DE LA RIVE, profess. de l'Académie de Genève. Paris, 1854-58, 3 vol. in-8 avec 447 fig. 27 fr.

Séparément, tomes II et III. Prix de chaque volume. 9 fr.

DELPECH (A.). **Nouvelles recherches sur l'intoxication** spéciale que détermine le **sulfure de carbone.** L'industrie du caoutchouc soufflé, par A. DELPECH, médecin de l'hôpital Necker, membre de l'Académie de médecine. Paris, 1863, in-8 de 128 pages. 2 fr. 50

DELPECH (A.). **Les trichines et la trichinose** chez l'homme et chez les animaux. Paris, 1866, in-8 de 104 pages. 2 fr. 50

DELPECH (A.). **De la ladrerie du porc** au point de vue de l'hygiène privée et publique. Paris, 1864, in-8 de 107 pages. 2 fr. 50

DELPECH (A.). **De l'hygiène des crèches.** Paris, 1869, in-8 de 32 pages. 1 fr.

DELPECH (A.). **Le scorbut pendant le siége de Paris.** Étude sur l'étiologie de cette affection. Paris, 1871, in-8 de 68 pages. 2 fr.

DEMANGE. **Étude sur la lymphadénie**, ses diverses formes et ses rapports avec les autres diathèses, par le docteur Émile DEMANGE. Paris, 1874, in-8 de 85 pages avec une planche lithographiée. 2 fr.

DEMARQUAY. **Essai de pneumatologie médicale.** Recherches physiologiques, cliniques et thérapeutiques sur les gaz, par J.-N. DEMARQUAY, chirurgien de la Maison municipale de santé. Paris, 1866, in-8, XVI-861 pages avec figures. 9 fr.

DEMARQUAY. **De la régénération des organes et des tissus**, en physiologie et en chirurgie. Paris, 1873, 1 vol. grand in-8 de VIII-328 pages avec 4 planch. comprenant 16 fig. lithographiées et chromolithographiées. 16 fr.

DEMARQUAY. Voyez BERNARD (H.).

DÉMÉTRIESCO. **Étude sur les ovules mâles**, par le docteur C.-N. DÉMÉTRIESCO. Paris, 1870, in-8 de 50 pages avec 3 pl. 2 fr.

DENONVILLIERS. **Note sur les corpuscules gangliformes** connus sous le nom de corpuscules de Pacini. Paris, 1846, in-8 de 23 pages. 1 fr.

DENONVILLIERS. **Éloge du professeur Auguste Bérard.** 1852, in-4 de 29 p. 1 fr.

DENONVILLIERS (C.). **Comparaison des deux systèmes musculaires.** Paris, 1846, in-4 de 101 pages. 2 fr.

DENONVILLIERS (C.). **Déterminer les cas qui indiquent l'application du trépan** sur les os du crâne. Paris, 1839, in-4 de 82 pages. 1 fr. 50

DEPAUL. **Sur la vaccination animale**, par J.-A.-H. DEPAUL, professeur à la Faculté de médecine de Paris. Paris, 1867, in-8, 78 p. 1 fr. 50

DEPAUL. **De l'origine réelle du virus vaccin.** Paris, 1864, in-8 de 43 pag. 1 fr. 50

DEPIERRIS. **Physiologie sociale. Le tabac** qui contient le plus violent des poisons, la nicotine, abrége-t-il l'existence? Est-il cause de la dégénérescence physique et morale des sociétés modernes? par le docteur H. A. DEPIERRIS. 1876, 1 vol. in-8 de 512 pages. 6 fr.

DEROUBAIX. **Traité des fistules uro-génitales de la femme**, comprenant les fistules vésico-vaginales, vésicales cervico-vaginales, urétéro-vaginales et urétérales cervico-utérines, par L. DEROUBAIX, chirurgien des hôpitaux civils de Bruxelles, professeur à l'Université de Bruxelles. 1870, 1 vol. in-8 de XIX-823 p. avec fig. 12 fr.

DESAYVRE. **Études sur les maladies des ouvriers de la manufacture d'armes de Châtellerault.** Paris, 1856, in-8 de 116 pages. 2 fr. 50

DESPEYROUX (Henri). **Étude sur les ulcérations du col de la matrice** et sur leur traitement. Paris, 1867, in-8, de 128 pages avec 1 pl. chromolithographiée. 3 fr.

DESPINEY (F.). **Physiologie de la voix et du chant.** Paris, 1841, in-8. 2 fr.

DESPRÉS (Arm.). **Est-il un moyen d'arrêter la propagation des maladies vénériennes?** Du délit impuni, par Armand DESPRÉS, chirurgien de l'hôpital Cochin, professeur agrégé à la Faculté de médecine, etc. 1870, in-18 de 36 p. 1 fr.

DESPRÉS (Arm.). **De la peine de mort** au point de vue physiologique. Paris, 1870, in-8, 36 pages. 1 fr. 50

DESPRÉS (Arm.). **Rapport sur les travaux de la septième ambulance** à l'armée du Rhin et à l'armée de la Loire. Paris, 1871, in-8 de 90 p. 2 fr.

DEZEIMERIS. **Dictionnaire historique de la médecine.** Paris, 1828-1836, 4 vol. en 7 parties, in-8. 10 fr.

DICTIONNAIRE (NOUVEAU) DE MÉDECINE ET DE CHIRURGIE PRATIQUES, illustré de figures intercalées dans le texte, rédigé par Benjamin ANGER, E. BAILLY, BARRALLIER, BERNUTZ, P. BERT, BOECKEL, BUIGNET, CHAUVEL, CUSCO, DEMARQUAY, DENUCÉ, DESNOS, DESORMEAUX, DEVILLIERS, Ch. FERNET, Alfred FOURNIER, A. FOVILLE fils, GALLARD, GAUCHET, GOMBAULT, GOSSELIN, A. GUÉRIN, H. GINTRAC, A. HARDY, HEURTAUX, HIRTZ, JACCOUD, JACQUEMET, JEANNEL, KOEBERLÉ, LANNELONGUE, S. LAUGIER, LEDENTU, P. LORAIN, LUTON, MARTINEAU, A. NÉLATON, A. OLLIVIER, ORÉ, PANAS, PONCET, Maurice RAYNAUD, RICHET, Ph. RICORD, J. ROCHARD (de Lorient), Z. ROUSSIN, SAINT-GERMAIN, Ch. SARAZIN, Germain SÉE, Jules SIMON, SIREDEY, STOLTZ, I. STRAUS, A. TARDIEU, S. TARNIER, TROUSSEAU, VALETTE, VERJON, Aug. VOISIN. Directeur de la rédaction, le docteur JACCOUD.

Le *Nouveau dictionnaire de médecine et de chirurgie pratiques*, illustré de figures intercalées dans le texte, se composera d'environ 30 volumes grand in-8 cavalier de 800 pages. Il sera publié trois volumes par an. *Les tomes I à XXII sont en vente.*

Prix de chaque volume de 800 pages avec figures intercalées dans le texte. 10 fr.

Les volumes seront envoyés *franco* par la poste, aussitôt leur publication, aux souscripteurs des départements, sans augmentation sur le prix fixé.

Le tome I (812 pages avec 36 figures) comprend : **Introduction**, par JACCOUD; **Absorption**, par BERT; **Accouchement**, par STOLTZ; **Albuminurie**, par JACCOUD, etc.

Le tome II (800 pages avec 60 figures) comprend : **Amputations**, par A. GUÉRIN; **Amyloïde** (dégénérescence), par JACCOUD; **Anévrysmes**, par RICHET; **Angine de poitrine**, par JACCOUD; **Anus**, par GOSSELIN, GIRALDÈS et LAUGIER, etc.

Le tome III (828 pages avec 92 figures) comprend : **Artères**, par NÉLATON et Maurice RAYNAUD; **Asthme**, par GERMAIN SÉE; **Ataxie locomotrice**, par TROUSSEAU, etc.

Le tome IV (786 pages avec 127 figures) comprend : **Auscultation**, par LUTON; **Avant-bras**, par DEMARQUAY; **Balanite**, **Balano-posthite**, par A. FOURNIER, etc.

Le tome V (800 pages avec 90 figures) comprend : **Bile**, par JACCOUD; **Biliaires** (voies), par LUTON; **Blennorrhagie**, par Alfred FOURNIER; **Blessures**, par A. TARDIEU; **Bronzée** (maladie), par JACCOUD; **Bubon**, par Alfred FOURNIER, etc.

Le tome VI (832 pages avec 175 figures) comprend : **Cancer** et **Cancroïde**, par HEURTAUX; **Carotide**, par RICHET; **Cataracte**, par R. LIEBREICH; **Césarienne** (opération), par STOLTZ; **Chaleur**, par BUIGNET, BERT, HIRTZ et DEMARQUAY, etc.

Le tome VII (775 pages avec 93 figures) comprend : **Champignons**, par Léon MARCHAND et Z. ROUSSIN; **Chancre**, par A. FOURNIER; **Chlorose**, par P. LORAIN; **Choléra**, par DESNOS, GOMBAULT et P. LORAIN; **Circulation**, par LUTON, etc.

Le tome VIII (800 pages avec 100 figures) comprend : **Clavicule**, par RICHET; **Climat**, par J. ROCHARD; **Cœur**, par LUTON et Maurice RAYNAUD, etc.

Le tome IX (800 pages avec 150 figures) comprend : **Côtes**, par DEMARQUAY; **Cou**, par SARAZIN; **Couches**, par STOLTZ; **Coude**, par DENUCÉ, etc.

Le tome X (800 pages avec 150 figures) comprend : **Coxalgie**, par VALETTE; **Croup**, par Jules SIMON; **Crurales (région et hernie)**, par GOSSELIN; **Cuisse**, par LAUGIER; **Dartre et affections dartreuses**, par HARDY; **Défécation**, par BERT.

Le tome XI (796 pages avec 49 figures) comprend : **Délire**, par A. FOVILLE fils; **Dent**, par SARAZIN; **Diabète**, par JACCOUD; **Digestion**, par BERT.

Le tome XII (800 pages avec 110 fig.) comprend : **Dystocie**, par STOLTZ ; **Eau, Eaux minérales**, par BUIGNET, VERJON et TARDIEU ; **Électricité**, par BUIGNET et JACCOUD ; **Embolie**, par HIRTZ ; **Empoisonnement**, par TARDIEU, etc.

Le tome XIII (804 pages avec 139 fig) comprend : **Encéphale**, par LAUGIER, JACCOUD et HALLOPEAU ; **Endocarde, Endocardite**, par JACCOUD ; **Entozoaires**, par VAILLANT et LUTON ; **Épaule**, par PANAS ; **Épilepsie**, par Aug. VOISIN.

Le tome XIV (780 pages avec 68 fig.) comprend : **Érysipèle**, par GOSSELIN et Maurice RAYNAUD ; **Estomac**, par LUTON ; **Fer**, par BUIGNET et HIRTZ ; **Fièvre**, par HIRTZ.

Le tome XV (786 pages avec 113 fig.) comprend : **Fœtus**, par E. BAILLY ; **Foie**, par Jules SIMON ; **Folie**, par FOVILLE, A. TARDIEU et LUNIER ; **Forceps**, par TARNIER ; **Fracture**, par VALETTE ; **Gale**, par A. HARDY ; **Génération**, par Mathias DUVAL.

Le tome XVI (800 pages avec 80 fig.) comprend : **Genou**, par PANAS ; **Géographie médicale**, par H. REY ; **Glaucome**, par CUSCO et ABADIE ; **Goût**, par M. DUVAL ; **Goutte**, par JACCOUD et LABADIE-LAGRAVE.

Le tome XVII (800 pages avec 99 figures) comprend : **Grossesse**, par STOLTZ ; **Hanche**, par VALETTE ; **Hernie**, par LEDENTU ; **Hôpital**, par SARAZIN, etc.

Le tome XVIII (800 pag. avec 100 fig.) comprend : **Hydrothérapie**, par BENI-BARDE ; **Inanition**, par LEPINE ; **Infanticide**, par TARDIEU ; **Inflammation**, par HEURTAUX.

Le tome XIX (800 pages avec 100 fig.) comprend : **Inguinale** (région), par SARAZIN ; **Inhumation**, par TARDIEU ; **Inoculation**, par A. FOURNIER ; **Intermittence, Intermittente** (fièvre), par HIRTZ ; **Intestin**, par LUTON et A. DESPRÉS ; **Jambe**, par PONCET et CHAUVEL ; **Kystes**, par HEURTAUX.

Le tome XX (800 pages avec 100 fig.) comprend : **Langue**, par DEMARQUAY et RIGAL ; **Larynx**, par BOECKEL ; **Lèpre**, par HARDY ; **Leucocythémie**, par JACCOUD et LABADIE-LAGRAVE ; **Leucorrhée**, par STOLTZ ; **Lithotritie**, par DEMARQUAY.

Le tome XXI, 800 pages avec figures, comprend : **Lymphatiques**, par LEDENTU et LONGUET ; **Mâchoire**, par A. DESPRÉS ; **Main**, par MM. DUVAL, LEDENTU et CHAUVEL ; **Maladie**, par Maurice RAYNAUD ; **Mamelle**, par LANNELONGUE ; **Marais**, par REY ; **Mastoïdienne**, par POINSOT, etc.

Le tome XXII, 816 pages avec 38 figures, comprend : **Médicament**, par HIRTZ ; **Mélanose**, par HEURTAUX ; **Méninges**, par JACCOUD et LABADIE-LAGRAVE ; **Menstruation**, par STOLTZ ; **Mercure**, par BARRALLIER et HÉRAUD ; **Microscope**, par DUVAL ; **Mineurs**, par GAUCHET ; **Moelle épinière**, par HALLOPEAU, ORÉ et POINSOT, etc.

DICTIONNAIRE GÉNÉRAL DES EAUX MINÉRALES ET D'HYDROLOGIE MÉDICALE comprenant la géographie et les stations thermales, la pathologie thérapeutique, la chimie analytique, l'histoire naturelle, l'aménagement des sources, l'administration thermale, etc., par MM. DURAND-FARDEL, inspecteur des sources d'Hauterive à Vichy, E. LE BRET, inspecteur des eaux minérales de Baréges, J. LEFORT, pharmacien, avec la collaboration de M. JULES FRANÇOIS, ingénieur en chef des mines, pour les applications de la science de l'Ingénieur à l'hydrologie médicale. Paris, 1860, 2 forts volumes in-8 de chacun 750 pages. 20 fr.
Ouvrage couronné par l'Académie de médecine.

DICTIONNAIRE UNIVERSEL DE MATIÈRE MÉDICALE ET DE THÉRAPEUTIQUE GÉNÉRALE, contenant l'indication, la description et l'emploi de tous les médicaments, connus dans les diverses parties du globe ; par F.-V. MÉRAT et A.-J. DELENS, membres de l'Académie de médecine. *Ouvrage complet.* Paris, 1829-1846. 7 vol. in-8, y compris le **Supplément**. 36 fr.

Le *Tome VII* ou *Supplément*, Paris, 1846, 1 vol. in-8 de 800 pages, ne se vend pas séparément. — Les tomes I à VI, séparément. 12 fr.

DICTIONNAIRE DE MÉDECINE, DE CHIRURGIE, DE PHARMACIE, DE L'ART VÉTÉRINAIRE ET DES SCIENCES QUI S'Y RAPPORTENT. Publié par J.-B. Baillière et fils. *Treizième édition*, entièrement refondue, par E. LITTRÉ, membre de l'Institut de France (Académie française et Académie des Inscriptions), et Ch. ROBIN, membre de l'Institut (Académie des Sciences), professeur à la Faculté de médecine de Paris ; ouvrage contenant la synonymie *grecque*, *latine*, *anglaise*, *allemande*, *italienne* et *espagnole*, et le Glossaire de ces diverses langues. Paris, 1873, 1 beau vol. grand in-8 de XIV-1836 p. à deux colonnes, avec 550 fig. 20 fr.

Demi-reliure maroquin, plats en toile. 4 fr.

Demi-reliure maroquin à nerfs, plats en toile, tranches peigne, très-soignée. 5 fr.

Il y aura bientôt soixante-dix ans que parut pour la première fois cet ouvrage longtemps connu sous le nom de *Dictionnaire de médecine de Nysten* et devenu classique par un succès de douze éditions.

Les progrès incessants de la science rendaient nécessaires, pour cette *treizième édition*, de nombreuses additions, une révision générale de l'ouvrage, et plus d'unité dans l'ensemble des mots consacrés aux théories nouvelles et aux faits nouveaux que l'emploi du microscope, les progrès de l'anatomie générale, normale et pathologique, de la physiologie, de la pathologie, de l'art vétérinaire, etc., ont créés. M Littré, connu par sa vaste érudition et par son savoir étendu dans la littérature médicale nationale et étrangère, et M. le professeur Ch. Robin, que de récents travaux ont placé si haut dans la science, se sont chargés de cette tâche importante. Une addition importante, qui sera justement appréciée, c'est la Synonymie *grecque, latine, anglaise, allemande, italienne, espagnole*, qui est ajoutée à cette *treizième édition*, et qui, avec les vocabulaires, en fait un Dictionnaire polyglotte.

DIDAY. Exposition critique et pratique des nouvelles doctrines sur la syphilis, suivie d'un Essai sur de nouveaux moyens préservatifs des maladies vénériennes, par P. DIDAY, ex-chirurgien de l'Antiquaille. Paris, 1858, 1 vol. in-18 jésus de 560 pages. 4 fr

DONNÉ (Al.). Conseils aux mères sur la manière d'élever les enfants nouveau-nés, par Al. DONNÉ, recteur de l'Académie de Montpellier. *Cinquième édition*, revue, corrigée et augmentée. Paris, 1875, in-12, 378 pages. 3 fr.

DONNE (Al.). Hygiène des gens du monde. Paris, 1870, 1 vol. in-18 jésus de 540 pages. 4 fr.

TABLE DES MATIÈRES. — A mon éditeur; utilité de l'hygiène; hygiène des saisons; exercice et voyages de santé; eaux minérales; bains de mer; hydrothérapie; la fièvre; hygiène des poumons; hygiène des dents; hygiène de l'estomac; hygiène des yeux; hygiène des femmes nerveuses; la toilette et la mode; ***.

DONNÉ (Al.). Cours de microscopie complémentaire des études médicales : Anatomie microscopique et physiologie des fluides de l'économie. Paris, 1844, in-8 de 500 pages. 7 fr. 50

DONNÉ (Al.). Atlas du Cours de microscopie, exécuté d'après nature au microscope-daguerréotype, par le docteur A. DONNÉ et L. FOUCAULT, membre de l'Institut (Académie des sciences). Paris, 1846, in-folio de 20 planches, contenant 80 figures avec un texte descriptif. 30 fr.

DUBOIS (Fr.). Histoire philosophique de l'hypochondrie et de l'hystérie. Paris, 1837, in-8. 2 fr

DUBOIS (Fr.). Préleçons de pathologie expérimentale. Observations et expériences sur l'hypérémie capillaire. Paris, 1841, in-8 avec 3 planches. 1 fr. 50

DUBOIS (Fr.) et BURDIN. Histoire académique du magnétisme animal. Paris, 1841, in-8 de 700 pages. 3 fr.

DUBOIS (P.). Convient-il dans les présentations vicieuses du fœtus de revenir à la version sur la tête? par Paul DUBOIS, professeur à la Faculté de médecine de Paris, chirurgien de l'hospice de la Maternité. Paris, 1833, in-4 de 50 p. 1 fr. 50

DUBOIS (P.). Mémoire sur la cause des présentations de la tête pendant l'accouchement et sur les déterminations instinctives ou volontaires du fœtus humain. Paris, 1833, in-4 de 27 pages. 1 fr.

DU BOURG. Étude sur les luxations sous astragaliennes anciennes, difformités ou infirmités qui les entraînent, indications qu'elles présentent, par Léon DU BOURG. Paris, 1874, gr. in-8 de 61 pages. 1 fr. 50

DUBREUIL. Des anomalies artérielles considérées dans leur rapport avec la pathologie et les opérations chirurgicales, par J. DUBREUIL, professeur à la Faculté de Montpellier, Paris, 1847. 1 vol. in-8 et atlas in-4 de 17 planches coloriées. 5 fr.

DUCHAUSSOY. Anatomie pathologique des étranglements internes et conséquences pratiques qui en découlent, par A.-P. DUCHAUSSOY, professeur agrégé à la Faculté de médecine de Paris. Paris, 1860, 1 vol. in-4 de 294 pages avec une pl. 5 fr.

DUCHENNE (G.-B.). De l'électrisation localisée et de son application à la pathologie et à la thérapeutique par courants induits et par courants galvaniques interrompus et continus; par le docteur G.-B. DUCHENNE (de Boulogne). *Troisième édition*. Paris, 1872, 1 vol. in-8 de XII-1120 pages avec 255 figures et 3 planches noires et coloriées. 18 fr.

DUCHENNE (G.-B.). Mécanisme de la physionomie humaine ou analyse électro-physiologique de l'expression des passions, publié en trois éditions :

1° *Edition grand in-octavo*, formant 1 volume de 264 pages avec 9 planches représentant 144 figures photographiées. 2e édition. 20 fr.

2° *Edition de luxe*, formant 1 volume grand in-8, avec atlas composé de 74 planches photographiées et de 9 planches représentant 144 figures. 2e édition, ensemble 2 volumes. Cart. 68 fr.

3° *Grande édition* in-folio, dont il ne reste que 2 exemplaires, formant 84 pages de texte in-folio à 2 colonnes et 84 planches, tirées d'après les clichés primitifs, dont 74 sur plaques normales et représentant l'ensemble des expériences électro-physiologiques. 200 fr.

DUCHENNE (G.B.). **Contributions à l'étude du système nerveux et du système musculaire,** au point de vue physiologique et pathologique. Paris, 1876, in-8, 400 pages avec figures. Cartonné. 6 fr.

DUCHENNE (G.-B.). **Physiologie des mouvements,** démontrée à l'aide de l'expérimentation électrique et de l'observation clinique, et applicable à l'étude des paralysies et des déformations. Paris, 1867, 1 vol. in-8 de XVI-872 pages avec 101 figures. 14 fr.

DUCHESNE-DUPARC. **Du fucus vesiculosus,** de ses propriétés fondantes et de son emploi contre l'obésité. *Deuxième édition.* Paris, 1863, in-12 de 46 pages. 1 fr.

DUGAT (G.). **Études sur le traité de médecine d'Aboudjafar Ah'Mad** intitulé *Zad Al Mocafir*, « la provision du voyageur ». Paris, 1853, in-8 de 64 pages. 1 fr.

DUPUYTREN (G.). **Mémoire sur une nouvelle manière de pratiquer l'opération de la pierre.** Paris, 1836, 1 vol. grand in-folio avec 10 planches. 10 fr.

DUPUYTREN (G.). **Mémoire sur une méthode nouvelle pour traiter les anus accidentels.** Paris, 1828, 1 vol. in-4 de 57 pages avec 3 planches. 3 fr.

DURAND-CLAYE. **Assainissement de la Seine,** par M. DURAND-CLAYE, ingénieur des ponts et chaussées. Paris, 1875, in-8, 53 p., avec 1 carte coloriée. 2 fr.

DURAND-FARDEL. Voyez BARRAULT.

DURAND-FARDEL, LE BRET, LEFORT. Voyez **Dictionnaire des eaux minérales.**

DUTROULAU. **Traité des maladies des Européens dans les pays chauds** (régions intertropicales), climatologie et maladies communes, maladies endémiques, par le docteur A.-F. DUTROULAU, médecin en chef de la marine. *Deuxième édition.* Paris, 1868, in-8, 650 pages. 8 fr.

DUVAL (Mathias). **Structure et usage de la rétine,** par le docteur Mathias DUVAL, professeur agrégé à la Faculté de médecine. Paris, 1872, 1 vol. in-8 de 142 pages avec figures. 3 fr.

DUVAL (Mathias). Voyez KUSS.

ÉCOLE DE SALERNE (L'). Traduction en vers français, par CH. MEAUX SAINT-MARC, avec le texte latin en regard (1870 vers), précédée d'une introduction par M. le docteur Ch. Daremberg.—**De la sobriété,** conseils pour vivre longtemps, par L. CORNARO, traduction nouvelle. Paris, 1861, 1 joli vol. in-18 jésus de LXXII-344 pages avec 5 vignettes. 3 fr. 50.

EHRMANN. **Étude sur l'uranoplastie** dans ses applications aux divisions congénitales de la voûte palatine, par le docteur J. EHRMANN (de Mulhouse). Paris, 1869, in-4 de 104 pages. 3 fr.

ENCYCLOPÉDIE ANATOMIQUE, comprenant l'Anatomie descriptive, l'Anatomie générale, l'Anatomie pathologique, l'histoire du Développement, par G.-T. Bischoff, Henle, Huschke, Sœmmerring, F.-G. Theile, G. Valentin, J. Vogel, G. et E. Weber; traduit de l'allemand, par A.-J.-L. JOURDAN, membre de l'Académie de médecine. Paris, 1843-1847. 8 forts vol. in-8, avec un atlas in-4. Prix, en prenant tout l'ouvrage. 32 fr.

On peut se procurer chaque Traité séparément, savoir :

1° **Ostéologie et syndesmologie**, par S.-T. SŒMMERRING. — Mécanique des organes de la locomotion chez l'homme, par G. et E. WEBER. In-8 avec Atlas in-4 de 17 planches. 6 fr.

2° **Traité de myologie et d'angéiologie,** par F.-G. THEILE. 1 vol. in-8. 4 fr.

3° **Traité de névrologie,** par G. VALENTIN. 1 vol. in-8 avec figures. 4 fr.

4° **Traité de splanchnologie des organes des sens,** par E. HUSCHKE. Paris, 1845, in-8 de 850 pages avec 5 planches gravées. 5 fr.

5° **Traité d'anatomie générale,** ou Histoire des tissus de la composition chimique du corps humain, par HENLE. 2 vol. in-8, avec 5 planches gravées. 8 fr.

6° **Traité du développement de l'homme** et des mammifères, par le docteur T.-L.-G. BISCHOFF. 1 vol. in-8. 5 fr.

7° **Anatomie pathologique générale,** par J. VOGEL. Paris, 1846. 1 vol. in-8. 4 fr.

ESPANET (A.). **Traité méthodique et pratique de matière médicale et de thérapeutique,** basé sur la loi des semblables. Paris, 1861 in-8 de 808 pages. 9 fr.

ESPANET (A.). **La pratique de l'homœopathie simplifiée.** Paris, 1874, 1 vol. in-18 jésus de XXI-346 pages. Cartonné 4 fr. 50

ESQUIROL. **Des maladies mentales,** considérées sous les rapports médical, hygiénique et médico-légal, par E. ESQUIROL, médecin en chef de la Maison des aliénés de Charenton. Paris, 1838, 2 vol. in-8 avec un atlas de 27 planches gravées. 20 fr.

FABRE. **Des mélanodermies** et en particulier d'une mélanodermie parasitaire. Paris, 1872, in-8 de 104 pages. 2 fr. 50

FAGET **Monographie sur le type et la spécificité de la fièvre jaune,** établie avec l'aide de la montre et du thermomètre, par le docteur J.-C. FAGET. 1875, gr. in-8 de 84 pages avec 109 tracés graphiques (pouls et température). 4 fr.

FALIU. **De l'action physiologique et thérapeutique de l'alcool,** par le docteur FALIU. Anvers, 1874, 1 vol. in-8° de 134 pages. 3 fr.

FALRET. **Des maladies mentales et des asiles d'aliénés,** par J.-P. FALRET, médecin de la Salpêtrière. Paris, 1864, in-8, LXX-800 pages avec 1 planche. 11 fr.

FAU. **Anatomie artistique** élémentaire du corps humain, par le docteur J. FAU. *Nouvelle édition.* Paris, 1873, in-8, 48 p., avec 17 pl. figures noires. 4 fr.

— Le même, figures coloriées. 10 fr.

FAUCONNEAU-DUFRESNE (V.-A.). **La bile et ses maladies.** Paris, 1847, 1 vol. in-4 de 450 pages. 5 fr.

FELTZ. **Traité clinique et expérimental des embolies capillaires,** par V. FELTZ, professeur à la Faculté de médecine de Nancy. *Deuxième édition.* Paris, 1870, in-8, 450 pages avec 11 planches chromolithographiées 12 fr.

FERRAND (A.). **Traité de thérapeutique médicale,** ou guide pour l'application des principaux modes de médication, à l'indication thérapeutique et au traitement des maladies, par le docteur A. FERRAND, médecin des hôpitaux. Paris, 1875, 1 vol. in-18 jésus de 800 pages. Cartonné. 8 fr.

FERRAND (E.) **Aide-mémoire de pharmacie,** vade-mecum du pharmacien à l'officine et au laboratoire. Paris, 1873, 1 vol. in-18 jésus de XII-688 pages avec 184 fig. cart. 6 fr.

FEUCHTERSLEBEN. **Hygiène de l'âme,** par E. DE FEUCHTERSLEBEN, professeur à la Faculté de médecine de Vienne. *Troisième édition,* précédée d'études biographiques et littéraires. Paris, 1870, 1 vol. in-18 de 260 pages. 2 fr. 50

FEUILLET. **La phthisie en Algérie,** par le docteur FEUILLET. Alger, 1874, in-8° de 145 pages. 3 fr.

FIÉVÉE. **Mémoires de médecine pratique,** comprenant : 1° De la fièvre typhoïde et de son traitement ; 2° De la saignée chez les vieillards comme condition de santé ; 3° Considérations étiologiques et thérapeutiques sur les maladies de l'utérus ; 4° De la goutte et de son traitement spécifique par les préparations de colchique. Par le docteur FIÉVÉE (de Jeumont). Paris, 1845, in-8. 50 c.

FIÈVRE PUERPÉRALE (de la), de sa nature et de son traitement. Communications à l'Académie de médecine, par MM. GUÉRARD, DEPAUL, BEAU, PIORRY, HERVEZ DE CHÉGOIN, TROUSSEAU, P. DUBOIS, CRUVEILHIER, CAZEAUX, DANYAU, BOUILLAUD, VELPEAU, J. GUÉRIN, etc., précédées de l'indication bibliographique des principaux écrits publiés sur la fièvre puerpérale. Paris, 1858, in-8 de 464 p. 6 fr.

FIOUPE. **Lymphatiques utérins et parallèle entre la lymphangite et la phlébite utérines** (suites de couches), par Jacques FIOUPE, docteur en médecine de la Faculté de Paris, 1876, grand in-8 de 82 pages, avec tracés graphiques, intercalés dans le texte et en lithographie. 2 fr. 50

FLOURENS (P.). **Recherches sur les fonctions et les propriétés du système nerveux** dans les animaux vertébrés, par P. FLOURENS, professeur au Muséum d'histoire naturelle et au Collège de France. *Deuxième édition.* Paris, 1842, in-8. 3 fr.

FLOURENS (P.). **Cours de physiologie comparée.** De l'ontologie ou étude des êtres. Paris, 1856, in-8. 1 fr. 50

FLOURENS (P.). **Mémoires d'anatomie et de physiologie comparées,** contenant des recherches sur 1° les lois de la symétrie dans le règne animal ; 2° le mécanisme de la rumination ; 3° le mécanisme de la respiration des poissons ; 4° les rapports des extrémités antérieures et postérieures dans l'homme, les quadrupèdes et les oiseaux. Paris, 1844, grand in-4 avec 8 planches gravées et coloriées. 3 fr.

FLOURENS (P.). **Théorie expérimentale de la formation des os.** Paris, 1847, in-8 avec 7 planches gravées. 3 fr.

FOISSAC. **La longévité humaine**, ou l'Art de conserver la santé et de prolonger la vie, par le docteur P. FOISSAC. Paris, 1873, 1 vol. grand in-8 de 567 p. 7 fr. 50

FOISSAC. **Hygiène philosophique de l'âme.** *Deuxième édition*, revue et augmentée. Paris, 1863, in-8. 7 fr. 50

FOISSAC. **La chance ou la destinée.** Paris, 1876, 1 vol. in-8 de 662 p. 7 fr. 50

FOISSAC. **De l'influence des climats sur l'homme et des agents physiques sur le moral.** Paris, 1867, 2 vol. in-8. 15 fr.

FONSSAGRIVES (J.-B.). **Principes de thérapeutique générale**, ou le médicament étudié aux points de vue physiologique, posologique et clinique, par J.-B. FONSSAGRIVES, professeur à la Faculté de médecine de Montpellier. Paris, 1875, 1 vol in-8 de 450 pages. 7 fr.

FONSSAGRIVES. **Hygiène et assainissement des villes**; campagnes et villes; conditions originelles des villes; rues; quartiers; plantations; promenades; éclairage; cimetières; égouts; eaux publiques; atmosphère; population; salubrité; mortalité; institutions actuelles d'hygiène municipale; indications pour l'étude de l'hygiène des villes. Paris, 1874, 1 vol. in-8 de 568 pages. 8 fr.

FONSSAGRIVES. **Hygiène alimentaire** des malades, des convalescents et des valétudinaires, ou Du régime envisagé comme moyen thérapeutique. 2e *édition* revue et corrigée. Paris, 1867, 1 vol. in-8 de XXXII-698 pages. 9 fr.

FONTAINE. **De l'iridotomie**, par le docteur Jean FONTAINE. Paris, 1873, in-8 de 48 pages avec figures dans le texte. 1 fr. 50

FORGET. **Traité de l'entérite folliculeuse** (fièvre typhoïde), par C.-P. FORGET, professeur à la Faculté de médecine de Strasbourg. Paris, 1841, in-8 de 856 p. 3 fr.

† FORMULAIRE A L'USAGE DES HOPITAUX ET HOSPICES CIVILS DE PARIS, publié par l'administration de l'Assistance publique. 1 vol. in-8 de 154 pages. 4 fr.

FOURNET (J.). **Recherches cliniques sur l'auscultation des organes respiratoires** et sur la première période de la phthisie pulmonaire. Paris, 1839, 2 vol. in-8. 3 fr.

FOURNIER. **De l'onanisme**, causes, dangers et inconvénients pour les individus, la famille et la société; remèdes, par le docteur H. FOURNIER. Paris, 1875, 1 vol. in-18 jésus de 175 pages. 1 fr. 50

FOVILLE (Ach.). **Les aliénés.** Étude pratique sur la législation et l'assistance qui leur sont applicables, par Ach. FOVILLE fils, médecin de l'asile de Quatremares, près Rouen. 1870, 1 vol. in-8 de XIV-208 pages. 3 fr.

FOVILLE (Ach.). **Étude clinique de la folie avec prédominance du délire des grandeurs.** Paris, 1871, in-4 de 120 pages. 4 fr.

FOVILLE (Ach.). **Les aliénés aux États-Unis**, législation et assistance. Paris, 1873, in-8 de 118 pages. 2 fr. 50

FOX. **Histoire naturelle et maladies des dents** de l'espèce humaine, traduite de l'anglais par LEMAIRE. Paris, 1821, in-4 avec 32 pl. 20 fr.

FRANK (J.-P.). **Traité de médecine pratique**, traduit du latin par J.-M.-C. GOUDAREAU; *deuxième édition augmentée* des Observations et Réflexions pratiques contenues dans l'INTERPRETATIONES CLINICÆ. Paris, 1842, 2 forts volumes grand in-8 à deux colonnes. 24 fr.

FREDAULT (F.). **Des rapports de la doctrine médicale homœopathique** avec le passé de la thérapeutique. Paris, 1852, in-8 de 84 pages. 1 fr. 50

FREDAULT (F.). **Physiologie générale. Traité d'anthropologie** physiologique et philosophique. Paris, 1863, 1 volume in-8 de XVI-854 pages. 11 fr.

FREDAULT (F.). **Histoire de la médecine.** Étude sur nos traditions. Paris, 1870-1873, 2 vol. in-8 de chacun 300 pages. 10 fr.

FREGIER. **Des classes dangereuses de la population dans les grandes villes** et des moyens de les rendre meilleures; ouvrage récompensé par l'Institut de France (Académie des sciences morales et politiques); par A. FRÉGIER, chef de bureau à la préfecture de la Seine. Paris, 1840, 2 beaux vol. in-8. 14 fr.

FRERICHS. **Traité pratique des maladies du foie et des voies biliaires**, par Fr.-Th. FRERICHS, professeur à l'Université de Berlin, traduit par Louis DUMENIL et PELLAGOT. *Deuxième édition.* Paris, 1866, 1 v. in-8 de 900 pag. avec 158 fig. 12 fr. *Ouvrage couronné par l'Institut de France.*

Atlas in-4, 1866, 2 cahiers contenant 26 planches coloriées. 44 fr.

GAFFARD. **Du tabac**, son histoire et ses propriétés, nocuité de son usage à la santé, à la morale et aux grands intérêts sociaux. Paris, 1872, 1 vol. in-18 de 185 pages avec figures. 1 fr.

GALEZOWSKI (X.). **Traité des maladies des yeux**, par X. GALEZOWSKI, professeur d'ophthalmologie à l'Ecole pratique de la Faculté de Paris. *Deuxième édition*, Paris, 1875, 1 vol. in-8 de XVI-896 pages avec 416 figures. 20 fr.

Le même, cartonné. 21 fr.

GALEZOWSKI (X.). **Traité iconographique d'ophthalmoscopie** comprenant la description des différents ophthalmoscopes, l'exploration des membranes internes de l'œil et le diagnostic des affections cérébrales et constitutionnelles. Paris, 1876, in-4 de 281 pages, avec atlas de 20 planches chromolithographiées. 30 fr.

GALEZOWSKI (X.). **Du diagnostic des maladies des yeux** par la chromatoscopie rétinienne, précédé d'une étude sur les lois physiques et physiologiques des couleurs. Paris, 1868, 1 vol. in-8 de 267 pages avec 31 figures, une échelle chromatique comprenant 44 teintes et cinq échelles typographiques tirées en noir et en couleurs. 7 fr.

GALEZOWSKI (X.). **Échelles typographiques et chromatiques** pour l'examen de l'acuité visuelle. 1874, 1 vol. in-8 avec 20 pl. noires et coloriées. Cart. 6 fr.

GALIEN. **Œuvres anatomiques, physiologiques et médicales**, traduites sur les textes imprimés et manuscrits ; accompagnées de sommaires, de notes, de planches, par le docteur CH. DAREMBERG, bibliothécaire à la bibliothèque Mazarine. Paris, 1854-1857, 2 vol. grand in-8 de 800 pages. 20 fr.

— Séparément, le tome II. 10 fr.

GALISSET et **MIGNON.** **Nouveau traité des vices rédhibitoires, ou Jurisprudence vétérinaire**, contenant la législation et la garantie dans les ventes et échanges d'animaux domestiques, la procédure à suivre, la description des vices rédhibitoires, le formulaire des expertises, procès-verbaux et rapports judiciaires, et un précis des législations étrangères, par Ch. M. GALISSET, ancien avocat au Conseil d'Etat et à la Cour de cassation, et J. MIGNON, ex-chef du service à l'Ecole vétérinaire d'Alfort. *Troisième édition.* Paris, 1864, in-18 jésus de 542 pages. 6 fr.

GALL (F.) et **SPURZHEIM.** **Anatomie et physiologie du système nerveux** en général et du cerveau en particulier. Paris, 1810-1819, 4 vol. in-folio de texte et atlas in-folio de 100 planches gravées, cartonnés. 150 fr.

Le même, 4 vol. in-4 et atlas in-folio de 100 planches gravées. 120 fr.

GALLARD (T.). **Leçons cliniques sur les maladies des femmes**, par le docteur T. GALLARD, médecin de l'hôpital de la Pitié. Paris, 1873, 1 vol. in-8 de XX-792 pages avec 94 figures. 12 fr.

GALLARD (T.). **Notes et observations de médecine légale et d'hygiène.** Paris, 1875, in-8° de 128 pages. 3 fr. 50

GALLEZ (Louis). **Histoire des kystes de l'ovaire** envisagée surtout au point de vue du diagnostic et du traitement. Bruxelles, 1873, 1 vol. gr. in-4 de 706 pages avec 24 planches renfermant 112 figures. 12 fr.

GALLOIS. **Formulaire de l'Union médicale. Douze cents formules** favorites des médecins français et étrangers, par le docteur N. GALLOIS, lauréat de l'Institut. Paris, 1874, 1 vol. in-32 de XXVIII-452 pages. 2 fr. 50

GALTIER (C.-P.). **Traité de pharmacologie et de l'art de formuler.** Paris, 1841, in-8. 4 fr. 50

GALTIER (C.-P.). **Traité de matière médicale** et des indications thérapeutiques des médicaments. Paris, 1841, 2 vol. in-8. 10 fr.

GALTIER (C.-P.). **Traité de toxicologie** générale et spéciale, médicale, chimique et légale. Paris, 1855, 3 vol. in-8. Au lieu de 19 fr. 50. 10 fr.

— Séparément, *Traité de toxicologie générale*, in-8. Au lieu de 5 fr. 3 fr.

GAUJOT (G.) et **SPILLMANN** (E.). **Arsenal de la chirurgie contemporaine**, description, mode d'emploi et appréciation des appareils et instruments en usage pour le diagnostic et le traitement des maladies chirurgicales, l'orthopédie, la prothèse, les opérations simples, générales, spéciales et obstétricales, par G. GAUJOT, professeur à l'Ecole du Val-de-Grâce, et E. SPILLMANN, médecin-major. Paris, 1867-72, 2 vol. in-8 de chacun 800 pages avec 1855 figures. 32 fr.

— *Séparément :* Tome II, par E. SPILLMANN, pour les souscripteurs. 18 fr.

GAULTIER DE CLAUBRY. **De l'identité du typhus et de la fièvre typhoïde.** Paris, 1844, in-8 de 500 pages. 1 fr. 25

GAUTIER. **De la coloration artificielle des vins** et des moyens de reconnaître la fraude, par E.-J.-A. GAUTIER, professeur agrégé à la Faculté de médecine de Paris. Paris, 1876, in-8 de 48 pages. 1 fr. 50

GEOFFROY SAINT-HILAIRE. Histoire générale et particulière des **Anomalies de l'organisation chez l'homme et les animaux,** ouvrage comprenant des recherches sur les caractères, la classification, l'influence physiologique et pathologique, les rapports généraux, les lois et causes des **Monstruosités,** des variétés et vices de conformation ou *Traité de tératologie ;* par Isid. GEOFFROY SAINT-HILAIRE, membre de l'Institut, professeur au Muséum d'histoire naturelle. Paris, 1832-1836, 3 vol. in-8 et atlas de 20 planches lithog. 27 fr.

— Séparément les tomes II et III. 16 fr.

GEORGET. **Discussion médico-légale sur la folie** ou Aliénation mentale. Paris, 1826, in-8. 1 fr.

GÉRARDIN. **Altération, corruption et assainissement des rivières,** par M. A. GÉRARDIN, docteur ès sciences, agrégé de l'Université. 1875, in-8° de 70 pages. 2 fr. 50

GERDY (P.-N.). **Traité des bandages, des pansements et de leurs appareils.** Paris, 1837-1839, 2 vol. in-8 et atlas de 20 planches in-4. 6 fr.

GERVAIS et VAN BENEDEN. **Zoologie médicale.** Exposé méthodique du règne animal basé sur l'anatomie, l'embryogénie et la paléontologie, comprenant la description des espèces employées en médecine, de celles qui sont venimeuses et de celles qui sont parasites de l'homme et des animaux, par Paul GERVAIS, professeur au Muséum d'histoire naturelle, et J. VAN BENEDEN, professeur de l'Université de Louvain. Paris, 1859, 2 vol. in-8 avec 198 figures. 15 fr.

GIACOMINI. **Traité philosophique et expérimental de matière médicale et thérapeutique,** par G.-A. GIACOMINI, professeur à l'Université de Padoue ; traduit de l'italien par MM. Mojon et Rognetta. Paris, 1842, 1 vol. in-8. 5 fr.

GIGOT-SUARD. **L'herpétisme,** pathogénie, manifestations, traitement, pathologie expérimentale et comparée, par le docteur L. GIGOT-SUARD, médecin consultant aux eaux de Cauterets. 1870, 1 vol. gr. in-8 de VIII-468 pages. 8 fr.

GIGOT-SUARD. **De l'asthme,** précédé d'une introduction sur les maladies chroniques et les eaux minérales. Paris, 1874, 1 vol. in-8 de VIII-208 pages. 2 fr. 50

GIGOT-SUARD. **Pathologie expérimentale. L'Uricémie,** affections de la peau, des muqueuses, du poumon, du foie, des reins, du système nerveux, du système circulatoire, des articulations ; diabète et cancer. 1875, 1 v. in-8 de 306 p. 4 fr. 50

GILLEBERT D'HERCOURT. **Observations sur l'hydrothérapie** faites à l'établissement de Nancy. 1845, in-8. 1 fr. 50

GILLETTE. **Chirurgie journalière des hôpitaux de Paris,** répertoire de thérapeutique chirurgicale, par le docteur P. GILLETTE, chirurgien des hôpitaux, ancien prosecteur de la Faculté de médecine de Paris. Paris, 1876, grand in-8 de 199 pages, avec figures. 4 fr.

GINTRAC. **Mémoire sur l'influence de l'hérédité,** sur la production de la surexcitation nerveuse, sur les maladies qui en résultent, et des moyens de les guérir, par E. GINTRAC, professeur à l'École de médecine de Bordeaux. Paris, 1845, in-4 de 189 pages. 3 fr. 50

GIRARD (H.). **Études pratiques sur les maladies nerveuses et mentales,** par H. GIRARD DE CAILLEUX, inspecteur général du service des aliénés de la Seine. Paris, 1863, 1 volume grand in-8. 12 fr.

GIRARD (H.). Considérations physiologiques et pathologiques sur les **affections nerveuses** dites *hystériques.* Paris, 1841, in-8. 50 c.

GLONER. **Nouveau dictionnaire de thérapeutique** comprenant l'exposé des diverses méthodes de traitement employées par les plus célèbres praticiens pour chaque maladie, par le docteur J.-C. GLONER, Paris, 1874, 1 vol. in-18 de VIII-805 p. 7 fr.

GODDE. **Manuel pratique des maladies vénériennes** des hommes, des femmes et des enfants, suivi d'une pharmacopée syphilitique. Paris, 1834, in-18. 1 fr.

GOFFRES. **Précis iconographique de bandages, pansements et appareils,** par

GOFFRES, médecin principal des armées. Paris, 1866, in-18 jésus, 596 p. avec 81 pl., fig. noires; cartonné. 18 fr.

— Le même, figures coloriées, cartonné. 36 fr.

— Le même, en 6 livraisons.
Prix de la livraison, fig. noires, 3 fr., fig. coloriés. 6 fr.

GOGUEL (Alfred). **De la résection temporaire des os de la face.** Paris, 1875, in-8° de 88 pages. 2 fr.

GOSSELIN (L.). **Clinique chirurgicale de l'hôpital de la Charité**, par L. GOSSELIN, membre de l'Institut (Académie des sciences), professeur de clinique chirurgicale à la Faculté de médecine, chirurgien de la Charité. Deuxième édition. Paris, 1876, 2 vol. in-8 avecfigures. 24 fr.

GOSSELIN (L.). **Recherches sur les kystes synoviaux** de la main et du poignet. Paris, 1852, in-4. 2 fr.

GOURRIER. **Les lois de la génération**, sexualité et conception, par le docteur GOURRIER. Paris, 1875, 1 vol. in-18 jésus de 200 pages. 2 fr.

GRAEFE. **Clinique ophthalmologique**, par A. de GRAEFE, professeur à la Faculté de médecine de l'Université de Berlin. Édition française, publiée avec le concours de l'auteur, par M. le docteur E. Meyer. Paris, 1867, in-8, 372 pages avec fig. 8 fr.
Séparément: DEUXIÈME PARTIE. Leçons sur l'amblyopie et l'amaurose. — De l'inflammation du nerf optique dans ses rapports avec les affections cérébrales. — De la névro-rétinite et de certains cas de cécité soudaine. 1 vol. in-8 avec fig. 4 fr. 50

GRANCHER. **De la médication tonique**, par le docteur J. GRANCHER, professeur agrégé à la Faculté de médecine, médecin des hôpitaux. 1875, in-8 de 108 pages. 3 fr.

GRANIER (Michel). **Des homœopathes et de leurs droits.** Paris, 1860, in-8, 172 pages. 2 fr. 50

GRANIER (Michel). **Conférences sur l'homœopathie.** Paris, 1858, 524 pages. 5 fr.

GRASSET. **De la médication vomitive**, par le docteur GRASSET, professeur agrégé à la Faculté de médecine de Montpellier. 1875, in-8 de 192 pages. 3 fr. 50

GRATIOLET. **Anatomie du système nerveux.** Voyez LEURET et GRATIOLET, page 31.

GRELLETY. **Du merveilleux**, des miracles et des pélerinages au point de vue médical, par le docteur L. GRELLETY. Paris, 1876, in-8 de 83 pages. 2 fr. 50

GRELLOIS (E.). **Histoire médicale du blocus de Metz**, par E. GRELLOIS, ex-médecin en chef des hôpitaux et ambulances de cette place. Paris, 1872, in-8 de 406 p. 6 fr.

GRIESINGER. **Traité des maladies infectieuses.** Maladies des marais, fièvre jaune, maladies typhoïdes (fièvre pétéchiale ou typhus des armées, fièvre typhoïde, fièvre récurrente ou à rechutes, typhoïde bilieuse, peste), choléra, par W. GRIESINGER, professeur à la Faculté de médecine de l'Université de Berlin, traduit et annoté par le docteur G. Lemattre. Paris, 1868, in-8, VIII-556 pages. 8 fr.

GRIESSELICH. **Manuel pour servir à l'étude critique de l'homœopathie**, traduit de l'allemand, par le docteur SCHLESINGER. Paris, 1849, 1 vol. in-12. 3 fr.

GRISOLLE. **Traité de la pneumonie**, par A. GRISOLLE, professeur à la Faculté de médecine de Paris, médecin de l'Hôtel-Dieu, etc. *Deuxième édition.* Paris, 1864, in-8, XIV-744 pages. 9 fr.
Ouvrage couronné par l'Académie des sciences et l'Académie de médecine (prix Itard).

GROS (C.-H.). **Mémoires d'un estomac**, écrits par lui-même pour le bénéfice de tous ceux qui mangent et qui lisent, et édités par un ministre de l'intérieur, traduit de l'anglais par le docteur C.-H. GROS, médecin en chef de l'hôpital de Boulogne-sur-Mer. 2e édition. Paris, 1875, 1 vol. in-12 de 186 pages. 2 fr.

GROS (Léon). **De la compression de l'aorte** dans les hémorrhagies graves après l'accouchement, par le docteur Léon GROS, membre de la Société médicale des hôpitaux de Paris Paris, 1875, in-8, 40 pages. 1 fr. 25

— **Du prurit général de la grossesse.** Note sur la rétroversion utérine pendant la grossesse. 1869, in-8. 50 c.

— **De la maladie de Graves**, ou goître exophthalmique et de son traitement. 1862, in-8. 50 c.

— **De l'emploi de l'alcool** dans le traitement de la pneumonie, en particulier chez les enfants. 1869, in-8. 50 c.

GROS-FILLAY (P.). **Des indications et contre-indications dans le traitemen des kystes de l'ovaire**, par le docteur P. GROS-FILLAY. Paris, 1874, in-8 de 92 pages. 2 fr.

GUARDIA (J.-M.). **La médecine à travers les siècles.** Histoire et philosophie, par J.-M. GUARDIA, docteur en médecine et docteur ès lettres. Paris, 1865. 1 vol. in-8 de 800 pages. 10 fr.

Table des matières. — HISTOIRE. La tradition médicale; la médecine grecque avant Hippocrate; la légende hippocratique; classification des écrits hippocratiques; documents pour servir à l'histoire de l'art. — PHILOSOPHIE. Questions de philosophie médicale; évolution de la science des systèmes philosophiques; nos philosophes naturalistes; sciences anthropologiques; Buffon; la philosophie positive et ses représentants; la métaphysique médicale; Asclépiade fondateur du méthodisme; esquisse des progrès de la physiologie cérébrale; de l'enseignement de l'anatomie générale; méthode expérimentale de la physiologie; les vivisections à l'Académie de médecine; les misères des animaux; abus de la méthode expérimentale; philosophie sociale.

GUBLER. **Commentaires thérapeutiques du Codex medicamentarius,** ou Histoire de l'action physiologique et des effets thérapeutiques des médicaments inscrits dans la pharmacopée française, par Adolphe GUBLER, professeur de thérapeutique à la Faculté de médecine, médecin de l'hôpital Beaujon, membre de l'Académie de médecine. *Deuxième édition.* Paris, 1874, 1 vol. gr. in-8, format du Codex, de XVIII-980 p., cart. 15 fr.

GUÉRARD. **Hygiène alimentaire.** Mémoire sur la gélatine et les tissus organiques d'origine animale qui peuvent servir à la préparer, par A. GUÉRARD, membre de l'Académie de médecine. Paris, 1871, in-8 de 116 pages. 2 fr. 50

GUIBOURT. **Histoire naturelle des drogues simples,** ou Cours d'histoire naturelle professé à l'Ecole de pharmacie de Paris, par J.-B. GUIBOURT, professeur à l'Ecole de pharmacie. *Sixième édition*, par G. PLANCHON, professeur à l'Ecole supérieure de pharmacie de Paris. Paris, 1869-70, 4 volumes in-8 avec 1024 figures. 36 fr.

Seul, le *Traité des drogues simples* de MM. Guibourt et Planchon comprend l'étude complète des drogues d'*origine minérale*, d'*origine végétale* et d'*origine animale* ; seul il répond exactement à son titre de *Cours d'histoire naturelle* professé autrefois par M. Guibourt et aujourd'hui par M. Planchon.

Outre les détails pratiques de *détermination*, il comprend l'histoire complète de toutes les drogues : *origine, extraction, caractères physiques et chimiques, préparation, mode d'emploi, usages pharmaceutiques et thérapeutiques, falsifications*, etc.; il embrasse l'ensemble de toutes les questions qui se rattachent à l'étude de la matière médicale et satisfait à tous les besoins de l'élève et du praticien.

GUIBOURT. **Pharmacopée raisonnée,** ou Traité de pharmacie pratique et théorique, par N. E. HENRY et J. B. GUIBOURT ; *troisième édition*, revue et augmentée par J.-B. GUIBOURT. Paris, 1847, in-8 de 800 pages à deux colonnes, avec 22 pl. 8 fr.

GUIBOURT. **Manuel légal des pharmaciens et des élèves en pharmacie,** ou Recueil des lois, arrêtés, règlements et instructions concernant l'enseignement, les études et l'exercice de la pharmacie, et comprenant le Programme des cours de l'Ecole de pharmacie de Paris. Paris, 1852, 1 vol. in-12 de 230 pages. 2 fr.

GUILLAUME (A.). **Du bégayement** et de son traitement. Paris, 1872, in-8, 16 p. 1 fr.

GUILLAUME (L.). **Hygiène des écoles,** conditions architecturales et économiques, par le docteur L. GUILLAUME, membre de la commission d'éducation de Neufchâtel. 1874, in-8 de 70 pages avec 23 figures. 2 fr.

GUNTHER. **Nouveau manuel de médecine vétérinaire homœopathique,** ou traitement homœopathique des maladies du cheval, des bêtes bovines, des bêtes ovines, des chèvres, des porcs et des chiens, à l'usage des vétérinaires, des propriétaires ruraux, des fermiers, des officiers de cavalerie et de toutes les personnes chargées du soin des animaux domestiques, par F.-A. GUNTHER, traduit de l'allemand par P.-J. MARTIN, médecin vétérinaire, ancien élève des écoles vétérinaires. *Deuxième édition.* Paris, 1871, 1 vol. in-18 de XII-504 p. avec 34 figures. 5 fr.

GUYON. **Éléments de chirurgie clinique,** comprenant le diagnostic chirurgical, les opérations en général, l'hygiène, le traitement des blessés et des opérés, par J.-C. Félix GUYON, chirurgien de l'hôpital Necker, professeur agrégé de la Faculté de Paris. Paris, 1873, 1 vol. in-8 de XXXVIII-672 pages avec 63 figures. 12 fr.

GYOUX. **Éducation de l'enfant** au point de vue physique et moral, depuis la naissance jusqu'à l'achèvement de la première dentition, par Ph. GYOUX. Paris, 1870, 1 vol. in-18 jésus de 350 pages. 3 fr.

HAAS. **Mémorial du médecin homœopathe,** ou Répertoire alphabétique de traitements et d'expériences homœopathiques. *Deuxième édition.* Paris, 1850, in-18. 3 fr.

HALLOPEAU. **Des paralysies bulbaires,** par le docteur HALLOPEAU, ancien interne des hôpitaux. 1875, in-8, 156 p. avec une planche lithographiée. 3 fr. 50

HANNE (Armand). **Essai sur les tumeurs intra-rachidiennes.** Paris, 1872, 1 vol. in-8 de 85 pages. 2 fr.

HAHNEMANN. **Exposition de la doctrine médicale homœopathique,** ou Organon de l'art de guérir, par S. HAHNEMANN; traduit par A.-J.-L. JOURDAN. *Cinquième* *édition*, augmentée de **Commentaires**, et précédée d'une notice sur la vie, les travaux et la doctrine de l'auteur, par le docteur Léon SIMON. Paris, 1873, 1 vol. in-8 de 568 pages, avec le portrait de S. Hahnemann. 8 fr.

HAHNEMANN (S.). **Doctrine et traitement homœopathique des maladies chroniques**, traduit par A.-J.-L. JOURDAN. *Deuxième édition.* Paris, 1846, 3 vol. in-8. 23 fr.

HAHNEMANN (S.). **Études de médecine homœopathique.** Opuscules servant de complément à ses œuvres. Paris, 1855, 2 séries publiées chacune en 1 vol. in-8 de 600 pages. Prix de chaque. 7 fr.

HANOT. **Étude sur une forme de cirrhose hypertrophique du foie**, cirrhose hypertrophique avec ictère chronique, par le docteur Victor HANOT, interne lauréat des hôpitaux. 1876, in-8, 158 pages, avec 1 planche. 4 fr.

HARRIS. **Traité théorique et pratique de l'art du dentiste** comprenant l'anatomie, la physiologie, la pathologie, la thérapeutique, la chirurgie et la prothèse dentaires, par Chapin A. HARRIS, président du collége des dentistes de Baltimore et Ph.-H. AUSTEN, professeur au collége des dentistes de Baltimore. Traduit de l'anglais sur la 10e édition et annoté par le docteur E. ANDRIEU, chirurgien-dentiste des hôpitaux de Paris. Paris, 1874, 1 vol. gr. in-8 de XVI-960 pages avec 465 fig., cart. 17 fr.

HARTMANN. **Thérapeutique homœopathique des maladies des enfants**, par le docteur F. HARTMANN, traduit de l'allemand par le docteur Léon SIMON fils. Paris, 1853, 1 vol. in-8 de 600 pages. 8 fr.

HATIN. **Petit traité de médecine opératoire** et Recueil de formules à l'usage des sages-femmes. *Deuxième édition.* Paris, 1837, in-18, fig. 2 fr. 50

HAUFF. **Mémoire sur l'usage des pompes** dans la pratique médicale et chirurgicale, par le docteur HAUFF, professeur à l'Université de Gand. Paris, 1836, in-8. 1 fr.

HAUSSMANN. **Parasites des organes sexuels femelles**, de l'homme et de quelques animaux, avec une notice sur le développement de l'*Oïdium Albicans* Rob, traduit par le docteur P.-E. WALTHER. Paris, 1875, in-8 de 198 pages. 5 fr.

HAUSSMANN. **Des subsistances de la France**, du blutage et du rendement des farines et de la composition du pain de munition; par N.-V. HAUSSMANN, intendant militaire. Paris, 1848, in-8 de 76 pages. 75 c.

HEIDENHAIN et EHRENBERG. **Exposition des méthodes hydriatiques** de Priestnitz dans les diverses espèces de maladies. Paris, 1842, 1 vol. in-18. 1 fr. 50

HENLE (J.). **Traité d'anatomie générale**, ou Histoire des tissus et de la composition chimique du corps humain. Paris, 1843, 2 vol. in-8 avec 5 pl. gravées. 8 fr.

HENOT. **Mémoire sur la désarticulation coxo-fémorale.** Paris, 1851, in-4 avec 2 pl. 75 c.

HÉRAUD. **Nouveau dictionnaire des plantes médicinales**, description, habitat et culture, récolte, conservation, partie usitée, composition chimique, formes pharmaceutiques et doses, action physiologique, usages dans le traitement des maladies, suivi d'une étude générale sur les plantes médicinales au point de vue botanique, pharmaceutique et médical, avec une clef dichotomique, tableau des propriétés médicales et mémorial thérapeutique, par le docteur A. HÉRAUD, professeur d'histoire naturelle à l'École de médecine navale de Toulon. 1875, 1 vol. in-8, cartonné, de 600 pages, avec 261 figures. 6 fr.

HÉRING. **Médecine homœopathique domestique**, par le docteur C. HÉRING. Traduction nouvelle, augmentée d'indications nombreuses et précédée de conseils d'hygiène et de thérapeutique générale, par le docteur Léon SIMON. *Sixième édition.* Paris, 1873, in-12 de XII-738 pages avec 169 figures. Cartonné. 7 fr.

HERPIN (J.-Ch.). **De l'acide carbonique**, de ses propriétés physiques, chimiques et physiologiques, de ses applications thérapeutiques, par le docteur J.-Ch. HERPIN (de Metz). Paris, 1864, in-18 de 564 p. 6 fr.

HERPIN (J.-Ch.). **Du raisin et de ses applications thérapeutiques.** Études sur la médication des raisins connue sous le nom de cure aux raisins ou ampélothérapie. Paris, 1865, in-18 jésus de 364 pages. 3 fr. 50

HERPIN (J.-Ch.). **Études sur la réforme et les systèmes pénitentiaires**, considérés au point de vue moral, social et médical. Paris, 1868, in-18 jésus, 262 p. 3 fr.

HERPIN (Th.). **Du pronostic et du traitement curatif de l'épilepsie**, par le docteur TH. HERPIN (de Genève). Paris, 1852, 1 vol. in-8 de 650 pages. 7 fr. 50

HERPIN (Th.). **Des accès incomplets d'épilepsie.** Paris, 1867, in-8, XIV-208 pages. 3 fr. 50

HIPPOCRATE. **Œuvres complètes**, traduction nouvelle, *avec le texte grec en regard*, collationné sur les manuscrits et toutes les éditions; accompagnée d'une introduction, de commentaires médicaux, de variantes et de notes philologiques; suivie d'une table des matières, par E. LITTRÉ, membre de l'Institut de France. *Ouvrage complet*, Paris, 1839-1861, 10 forts vol. in-8 de 700 pages chacun. 100 fr.
Séparément les derniers volumes. Prix de chaque. 10 fr.
Il a été tiré quelques exemplaires sur jésus vélin. Prix de l'ouvrage complet. 150 fr.

HIPPOCRATE. **Aphorismes**, traduction nouvelle *avec le texte grec en regard*, par E. LITTRÉ, membre de l'Institut de France. Paris, 1844, gr. in-18. 3 fr.

HIRSCHEL. **Guide du médecin homœopathe au lit du malade**, pour le traitement de plus de mille maladies, et Répertoire de thérapeutique homœopathique, par le docteur B. HIRSCHEL, nouvelle traduction faite sur la 8e édit. allemande, par le docteur V. Léon SIMON, 2e *édit*. Paris, 1874, 1 vol. in-18 jésus de XXIV-540 p. 5 fr.

HOFFBAUER. **Médecine légale relative aux aliénés**, aux sourds-muets, ou les lois appliquées aux désordres de l'intelligence; traduit de l'allemand, par CHAMBEYRON, avec des notes par ESQUIROL et ITARD. Paris, 1827, in-8. 2 fr. 50

HOFFMANN (Ach.). **L'homœopathie exposée aux gens du monde**, par le docteur Achille HOFFMANN (de Paris). Paris, 1870, in-18 jésus de 142 pages. 1 fr. 25

HOFFMANN (Ach.). **La syphilis débarrassée de ses dangers**, par la médecine homœopathique. 1874, in-18 jésus, 54 pages, avec un portrait photographié de l'auteur. 1 fr.

HOLMES (T.). **Thérapeutique des maladies chirurgicales des enfants**, par T. HOLMES, chirurgien de Saint-Georges Hospital à Londres. Ouvrage traduit et annoté par O. Larcher. Paris, 1870, 1 vol. gr. in-8 de XXXVI-918 pag. avec 330 fig. 15 fr.

HOUDART (M.-S.). **Histoire de la médecine grecque**, depuis Esculape jusqu'à Hippocrate exclusivement. Paris, 1856, in-8 de 230 pages. 3 fr.

HOUZÉ DE L'AULNOIT. **Chirurgie expérimentale, étude historique et clinique sur les amputations sous-périostées** et de leur traitement, par Alf. HOUZÉ DE L'AULNOIT, chirurgien de l'hôpital Saint-Sauveur de Lille. Paris, 1873, 1 vol in-8 de 150 pages avec 8 fig. en photoglyptie et 4 planches. 6 fr.
— Le même, fig. coloriées. 8 fr.

HUBERT-VALLEROUX. **Mémoire sur le catarrhe de l'oreille** moyenne et sur la surdité qui en est la suite. *Deuxième édition* augmentée. Paris, 1845, in-8. 1 fr.

HUFELAND. **L'art de prolonger la vie**, ou la macrobiotique, par C.-W. HUFELAND. Nouvelle édition française, augmentée de notes par le docteur J. PELLAGOT. Paris, 1871, 1 vol. in-12 de XIV-640 pages. 4 fr.

HUGHES. **Action des médicaments** ou Eléments de pharmaco-dynamique, par Richard HUGHES, trad. par J. GUÉRIN-MENEVILLE, Paris, 1874, 1 vol. in-18 jésus de 650 pages. 6 fr.

HUGUIER. **De l'hystérométrie** et du cathétérisme utérin, de leurs applications au diagnostic et au traitement des maladies de l'utérus et de ses annexes et de leur emploi en obstétrique; par P.-C. HUGUIER, chirurgien des hôpitaux, membre de l'Académie de médecine. Paris, 1865, in-8 de 400 pages avec 4 planches. 6 fr

HUGUIER. **Mémoires sur les allongements hypertrophiques du col de l'utérus** dans les affections désignées sous les noms de *descente*, de *précipitation* de cet organe, et sur leur traitement par la résection ou l'amputation de la totalité du col suivant la variété de cette maladie. Paris, 1860, in-4, 231 p. avec 13 pl. lithogr. 15 fr.

HUGUIER. **Mémoire sur l'esthiomène de la vulve** ou dartre rongeante de la région vulvo-anale. Paris, 1849, in-4 avec 4 pl. 5 fr.

HUGUIER. **Mémoire sur les maladies des appareils sécréteurs des organes génitaux de la femme.** Paris, 1850, in-4 avec 5 pl. 8 fr.

HUMBERT. **Étude sur la septicémie intestinale**, accidents consécutifs à l'absorption des matières septiques par la muqueuse de l'intestin, par le docteur G. HUMBERT, aide d'anatomie à la Faculté. Paris, 1873, in-8, 106 p. 2 fr. 50

HUMBERT. **Traité des difformités du système osseux**, ou De l'emploi des moyens mécaniques et gymnastiques dans le traitement de ces affections. Paris, 1838, 4 vol. in-8, et atlas de 174 pl. in-4. 20 fr.

HUMBERT et JACQUIER. **Essai et observations sur la manière de réduire les luxations** spontanées ou symptomatiques de l'articulation ilio-fémorale. Bar-le-Duc, 1835, in-8, atlas de 20 planches in-4. 6 fr.

HUNTER (J.). **Œuvres complètes**, traduites de l'anglais par le docteur G. RICHELOT. Paris, 1843, 4 vol. in-8 avec atlas in-4 de 64 planches. 40 fr.

HUNTER (J.). **Traité de la maladie vénérienne**, traduit de l'anglais par G. RICHELOT, avec des notes et des additions par PH. RICORD, chirurgien de l'hospice des Vénériens. *Troisième édition.* Paris, 1859, in-8 de 800 pages, avec 9 planches. 12 fr.

— Le même, sans planches. 6 fr.

HURTREL D'ARBOVAL. Dictionnaire de médecine, de chirurgie et d'hygiène vétérinaires, par L.-H.-J. HURTREL D'ARBOVAL, édition entièrement refondue et augmentée de l'exposé des faits nouveaux observés par les plus célèbres praticiens français et étrangers, par ZUNDEL, vétérinaire supérieur d'Alsace-Lorraine. Paris, 1874, 3 vol. gr. in-8 à deux colonnes avec 1500 fig., publiés en six parties. 50 fr.

— En vente, le tome I, A-F. 1 vol. in-8, 1024 pages, avec 410 fig. et tome II, G à Pau, 1 vol. in-8, 971 pages avec 704 fig. Tome III, 1re partie. 50 fr.

Il ne reste à paraître que la sixième partie, qui sera remise gratuitement aux souscripteurs. L'ouvrage aussitôt qu'il sera complet sera porté à 60 fr.

HUSCHKE (E.). **Traité de splanchnologie** et des organes des sens. Paris, 1845, in-8 de 870 pages avec 5 planches. 5 fr.

HUXLEY. La place de l'homme dans la nature, par M. Th. HUXLEY, membre de la Société royale de Londres, traduit par le docteur E. Dally, avec une préface de l'auteur. Paris, 1868, in-8, de 368 pages avec 68 figures. 7 fr.

HUXLEY. Éléments d'anatomie comparée des animaux vertébrés, traduits de l'anglais par Mme Brunet, revus par l'auteur et précédés d'une préface par Ch. Robin, professeur à la Faculté de médecine de Paris, Paris, 1875, 1 vol. in-18 jésus de VIII-530 pages avec 122 figures. 6 fr.

IMBERT - GOURBEYRE. De l'albuminurie puerpérale et de ses rapports avec l'éclampsie, par M. le docteur IMBERT-GOURBEYRE, professeur à l'École de médecine de Clermont-Ferrand. Paris, 1856, 1 vol. in-4 de 73 pages. 2 fr. 50

IMBERT - GOURBEYRE. Des paralysies puerpérales. Paris, 1861, 1 vol. in-4 de 80 pages. 2 fr. 50

IMBERT-GOURBEYRE. De l'action de l'arsenic sur la peau. Paris, 1872, in-8 de 136 pages. 3 fr.

ITARD. Traité des maladies de l'oreille et de l'audition, par J.-M. ITARD, médecin de l'institution des Sourds-Muets de Paris. *Deuxième édition.* Paris, 1842, 2 vol. in-12, avec 3 planches. 14 fr.

IZARD (A.-A.). **Nouveau traitement de la maladie vénérienne** et des syphilis ulcéreuses par l'idoforme. Paris, 1871, in-8 de 48 p. 1 fr. 50

JAHR. Nouveau manuel de médecine homœopathique, divisé en deux parties : 1° Manuel de matière médicale, ou Résumé des principaux effets des médicaments homœopathiques, avec indication des observations cliniques; 2° Répertoire thérapeutique et symptomatologique, ou Table alphabétique des principaux symptômes des médicaments homœopathiques, avec des avis cliniques, par le docteur G.-H.-G. JAHR. *Huitième édition* revue et augmentée. Paris, 1872, 4 vol. grand in-12. 18 fr.

JAHR. Principes et règles qui doivent guider dans la pratique de l'homœopathie. Exposition raisonnée des points essentiels de la doctrine médicale de Hahnemann. Paris, 1857, in-8 de 528 pages. 7 fr.

JAHR. Du traitement homœopathique des maladies des organes de la digestion, comprenant un précis d'hygiène générale et suivi d'un répertoire diététique à l'usage de tous ceux qui veulent suivre le régime rationnel de la méthode. Hahnemann. Paris, 1859, 1 vol. in-18 jésus de 520 pages. 6 fr.

JAHR. Du traitement homœopathique des affections nerveuses et des maladies mentales. Paris, 1854, 1 vol. in-12 de 600 pages. 6 fr.

JAHR. Du traitement homœopathique du choléra, avec l'indication des moyens de s'en préserver, pouvant servir de conseil aux familles en l'absence du médecin, par le docteur G.-H.-G. JAHR. *Nouveau tirage.* Paris, 1868, 1 vol. in-12. 1 fr. 50

JAHR. Notions élémentaires d'homœopathie. Manière de la pratiquer, avec les effets les plus importants des dix principaux remèdes homœopathiques à l'usage de tous les hommes de bonne foi qui veulent se convaincre par des essais de la vérité de cette doctrine. *Quatrième édition.* Paris, 1861, in-18 de 144 pages. 1 fr. 25

JAHR et CATELLAN. Nouvelle pharmacopée homœopathique, ou Histoire naturelle, préparation et posologie ou administration des doses des médicaments homœopathiques, par G.-H.-G. JAHR et MM. CATELLAN frères, pharmaciens homœopathes. *Troisième édition*, Paris, 1862, in-12 de 430 pages avec 144 fig. 7 fr.

JAQUEMET (Hipp.). **Des hôpitaux et des hospices**, des conditions que doivent présenter ces établissements au point de vue de l'hygiène et des intérêts des populations. Paris, 1866, in-8 de 184 pages avec figures. 3 fr. 50

JEANNEL. **Formulaire officinal et magistral international**, comprenant environ quatre mille formules, tirées des pharmacopées légales de la France et de l'étranger ou empruntées à la pratique des thérapeutistes et des pharmacologistes, avec les indications thérapeutiques, les doses de substances simples et composées, le mode d'administration, l'emploi des médicaments nouveaux, etc., suivi d'un mémorial thérapeutique, par le docteur J. JEANNEL, pharmacien inspecteur du service de santé de l'armée. *Deuxième édition.* Paris, 1876, in-18 de XXXVI-972 pages, cart. 6 fr.

JEANNEL. **De la prostitution dans les grandes villes au XIXe siècle**, et de l'extinction des maladies vénériennes; par J. JEANNEL, médecin du dispensaire de Bordeaux. *Deuxième édition.* Paris, 1874, 1 vol. in-18 jésus X-648 p., avec fig. 5 fr.

JEANNEL. **Mémoire sur la coction économique des aliments.** Paris, 1874, in-8 de 31 pages avec 4 figures. 1 fr. 25

JOBERT. **De la réunion en chirurgie**, par A.-J. JOBERT (de Lamballe), chirurgien de l'Hôtel-Dieu, professeur à la Faculté de médecine de Paris, membre de l'Institut de France. Paris, 1864, 1 vol. in-8 avec 7 planches col. 12 fr.

JOBERT. **Traité de chirurgie plastique.** Paris, 1849, 2 vol. in-8 et atlas in-fol. de 18 planches color. 50 fr.

JOBERT. **Traité des fistules vésico-utérines, vésico-utéro-vaginales, entéro-vaginales et recto-vaginales.** Paris, 1852, in-8 avec 10 figures. 7 fr. 50
Ouvrage *faisant suite et servant de Complément* au TRAITÉ DE CHIRURGIE PLASTIQUE.

JOLLY. **Le tabac et l'absinthe**, leur influence sur la santé publique, sur l'ordre moral et social, par le docteur Paul JOLLY, membre de l'Académie de médecine. 1875, 1 vol. in-18 jésus de 216 pages. 2 fr.

JOLY (V.-Ch.). **Traité pratique du chauffage**, de la ventilation et de la distribution des eaux dans les habitations particulières, par V.-Ch. JOLY, 2e édit., Paris, 1874, 1 vol. gr. in-8 de XII-410 pages avec 375 figures. 10 fr.

JORET. **De la folie dans le régime pénitentiaire.** Paris, 1849, in-4, 88 p. 2 fr. 50

JOULIN. **Des causes de dystocie** appartenant au fœtus, par le docteur JOULIN, agrégé de la Faculté de médecine. Paris, 1863, in-8, 128 p. 3 fr.

JOULIN. **Mémoire sur l'emploi de la force en obstétrique.** Paris, 1867, in-8, 44 pages. 1 fr. 50

JOULIN. **Recherches anatomiques sur la membrane lamineuse**, l'état du chorion et la circulation dans le placenta à terme. Paris, 1865, in-8 20 p. 1 fr.

JOULIN. **Syphiliographes et syphilis.** MM. Langlebert, Cullerier et Rollet. Paris, 1862, in-8, 40 p. 1 fr. 50

JOULIN. **Au feu, les libres penseurs.** *Troisième édition*, par le docteur FLAVIUS. Paris, 1868, in-8, 32 p. 1 fr.

JOURDAN. **Pharmacopée universelle**, ou Conspectus des pharmacopées, ouvrage contenant les caractères essentiels et la synonymie de toutes les substances, avec l'indication, à chaque préparation, de ceux qui l'ont adoptée, des procédés divers recommandés pour l'exécution, des variantes qu'elle présente dans les différents formulaires, des noms officinaux sous lesquels on la désigne dans divers pays, et des doses auxquelles on l'administre; par A.-J.-L. JOURDAN. *Deuxième édition.* Paris, 1840, 2 forts volumes in-8 de chacun près de 800 pages à deux colonnes. 15 fr.

† **JOURNAL DES CONNAISSANCES MÉDICALES PRATIQUES ET DE PHARMACOLOGIE**, par MM. P.-L. CAFFE et A.-V. CORNIL. Paraît les 15 et 30 de chaque mois. Abonnement annuel pour Paris et les départements. 10 fr.
Pour l'étranger, le port postal en plus.
— La trente-huitième année est en cours de publication.

JOUSSET. **Éléments de pathologie** et de thérapeutique générales, par le docteur P. JOUSSET, médecin de l'hôpital Saint-Jacques, à Paris. Paris, 1873, 1 vol. in-8 de 243 pages. 4 fr.

JULLIEN. **Transfusion du sang**, par le docteur Louis JULLIEN, professeur agrégé de la Faculté de médecine de Nancy. 1875, 1 vol. in-8 de 329 p. avec fig. 5 fr.

KELLER (Théodore). **Des grossesses extra-utérines**, et plus spécialement de leur traitement par la gastrotomie. Paris, 1872, in-8, 96 pages. 2 fr.

KOEBERLÉ. **Résultats statistiques de l'ovariotomie.** Paris, 1868, in-8, 16 pages avec 14 tableaux coloriés. 3 fr.

KUSS ET **DUVAL. Cours de physiologie**, d'après l'enseignement du professeur KUSS, par le docteur Mathias DUVAL, professeur agrégé à la Faculté de médecine. 2e *édit.* Paris, 1873, 1 vol. in-18 jésus de VIII-624 pages avec 152 fig., cart. 7 fr.

LABARRAQUE (Edouard). **Étude sur l'hypertrophie générale** de la glande mammaire chez la femme, par le docteur Edouard LABARRAQUE, ancien interne des hôpitaux. Paris, 1875, in-8 de 138 pages. 3 fr.

LACAUCHIE. Études hydrotomiques et micrographiques. Paris, 1844, in-8 avec 4 planches. 1 fr.

LACAUCHIE. Traité d'hydrotomie, ou Des injections d'eau continues dans les recherches anatomiques. Paris, 1853, in-8 avec 6 planches. 1 fr. 50

LAGRELETTE. De la sciatique. Etude historique, sémiologique et thérapeutique, par le docteur P.-A. LAGRELETTE, médecin-adjoint de l'établissement hydrothérapique d'Auteuil (Seine). Paris, 1869, 1 vol. in-8 de 350 pages. 4 fr.

LAISNÉ. Gymnastique pratique, par M. Napoléon LAISNÉ, professeur de gymnastique. Paris, 1850, 1 vol. in-8 de 690 pages avec fig. et 6 planches. 9 fr.

LAISNÉ. Gymnastique des demoiselles. Paris, 1869, 1 vol. in-18 de 145 pages avec figures. 5 fr.

LAISNÉ. Du massage, des frictions et manipulations appliqués à la guérison de quelques maladies. Paris, 1868, 1 vol. gr. in-8 de 176 pages avec fig. 4 fr. 50

LAISNE. Traité élémentaire de gymnastique classique. 2e édition. Paris, 1872, 1 vol. gr. in-8 de 80 pages avec fig. 3 fr. 50

LAISNE. Exercice du xylofer ou barre ferrée Laisné. Paris, 1873, 1 vol. in-8 de 150 pages avec fig. 3 fr.

LALLEMAND. Des pertes séminales involontaires, par F. LALLEMAND, professeur à la Faculté de médecine de Montpellier, membre de l'Institut. Paris, 1836-1842. 3 vol. in-8, publiés en 5 parties. 25 fr.

Séparément le tome II, en deux parties. 9 fr.

— Le tome III, 1842, in-8. 7 fr.

LANDOUZY. Contributions à l'étude des convulsions et paralysies, liées aux meningo-encéphalites fronto-pariétales, par Louis LANDOUZY, docteur en médecine de la Faculté de Paris. Paris, 1876, in-8 de 266 pages, avec 6 figures. 5 fr.

LANGLEBERT. Guide pratique, scientifique et administratif de l'étudiant en médecine, ou Conseils aux élèves sur la direction qu'ils doivent donner à leurs études. 2e *édition.* Paris, 1852, in-18 de 340 pages. 2 fr. 50

LA POMMERAIS. Cours d'homœopathie, par le docteur Edm. COUTY de la POMMERAIS. Paris, 1863, in-8, 555 pages. (7 fr.) 4 fr.

LARREY. Mémoire sur l'adénite cervicale observée dans les hôpitaux militaires, et sur l'extirpation des tumeurs ganglionnaires du cou, par Hipp. LARREY, inspecteur du service de santé des armées. Paris, 1852, in-4 de 92 pages. 2 fr.

LAYET. Hygiène des professions et des industries, précédé d'une étude générale des moyens de prévenir et de combattre les effets nuisibles de tout travail professionnel, par le docteur Alexandre LAYET, professeur agrégé à l'École de médecine navale de Rochefort. Paris, 1875, 1 vol. in-12 de XIV-560 pages. 5 fr.

LEBERT. Traité d'anatomie pathologique générale et spéciale, ou Description et iconographie pathologique des affections morbides, tant liquides que solides, observées dans le corps humain, par le docteur H. LEBERT, professeur à l'Université de Breslau. *Ouvrage complet.* Paris, 1855-1861, 2 vol. in-fol. de texte, et 2 vol. in-fol. comprenant 200 planches dessinées d'après nature, gravées et coloriées. 615 fr.

Le tome Ier (livraisons I à XX) comprend, texte, 760 pages, et planches 1 à 94.

Le tome II (livraisons XXI à XLI) comprend, texte 734 pages, et planches 95 à 200.

On peut toujours souscrire en retirant régulièrement plusieurs livraisons.

Chaque livraison est composée de 30 à 40 pages de texte, sur beau papier vélin, et de 5 planches in-folio gravées et coloriées. Prix de la livraison : 15 fr.

Demi-reliure maroquin des 4 vol. grand in-folio, non rognés, dorés en tête. 60 fr.

Cet ouvrage est le fruit de plus de douze années d'observations dans les nombreux hôpitaux de Paris. Aidé du bienveillant concours des médecins et des chirurgiens de ces établissements, trouvant aussi des matériaux précieux et une source féconde dans les communications et les discussions des Sociétés anatomique, de biologie, de chirurgie et médicale d'observation, M. Lebert réunissait tous les éléments pour entreprendre un travail aussi considérable. Placé maintenant à la tête du service médical d'un grand hôpital à Breslau, dans les salles duquel il a constamment cent malades, l'auteur continue à recueillir des faits pour cet ouvrage, vérifie et contrôle les résultats de son observation dans les hôpitaux de Paris par celle des faits nouveaux à mesure qu'ils se produisent sous ses yeux.

Cet ouvrage se compose de deux parties.

Après avoir dans une INTRODUCTION rapide présenté l'histoire de l'anatomie pathologique depuis le XVIe siècle jusqu'à nos jours, M. Lebert embrasse dans la *première partie* l'ANATOMIE PATHOLOGIQUE GÉNÉRALE. Il passe successivement en revue l'Hypérémie et l'Inflammation, l'Ulcération et la Gangrène, l'Hémorrhagie, l'Atrophie, l'Hypertrophie en général et l'Hypertrophie glandulaire en particulier, les TUMEURS (qu'il divise en productions Hypertrophiques, Homœomorphes hétérotopiques, Hétéromorphes et Parasitiques), enfin les modifications congénitales de conformation. Cette première partie comprend les pages 1 à 426 du tome Ier, et les planches 1 à 61.

La *deuxième partie*, sous le nom d'ANATOMIE PATHOLOGIQUE SPÉCIALE, traite des lésions considérées dans chaque organe en particulier. M. Lebert étudie successivement dans le livre I (pages 427 à 581, et planches 62 à 78) les maladies du Cœur, des Vaisseaux sanguins et lymphatiques.

Dans le livre II, les maladies du Larynx et de la Trachée, des Bronches, de la Plèvre, de la Glande thyroïde et du Thymus (pages 582 à 755 et planches 79 à 94). Telles sont les matières décrites dans le Ier volume du texte et figurées dans le tome Ier de l'atlas.

Avec le tome II commence le livre III, qui comprend (pages 1 à 132 et planches 95 à 104) les maladies du Système nerveux, de l'Encéphale, de la Moelle épinière, des Nerfs, etc.

Le livre IV (pages 133 à 327 et planches 105 à 135) est consacré aux maladies du Tube digestif et de ses annexes (maladies du Foie et de la Rate, du Pancréas, du Péritoine, altérations qui frappent le Tissu cellulaire rétro-péritonéal, Hémorrhoïdes).

Le livre V (pages 328 à 381 et planches 136 à 142) traite des maladies des Voies urinaires (maladies des Reins, des Capsules surrénales, altérations de la Vessie, altérations de l'Urèthre).

Le livre VI (pages 382 à 484 et planches 143 à 164), sous le titre de Maladies des organes génitaux, comprend deux sections : 1° Altérations anatomiques des Organes génitaux de l'homme (altérations du Pénis et du Scrotum, maladies de la Prostate, des Glandes de Méry et des Vésicules séminales, altérations du Testicule); 2° Maladies des Organes génitaux de la femme (Vulve, Vagin, etc.).

Le livre VII (pages 485 à 604 et planches 165 à 182) traite des maladies des Os et des Articulations.

Livre VIII (pages 605 à 658, et planches 183 à 196). Anatomie pathologique de la peau.

Livre IX (pages 662 à 696 et planches 197 à 200). Changements moléculaires que les maladies produisent dans les tissus et les organes du corps humain. — TABLE GÉNÉRALE ALPHABÉTIQUE, 58 pages.

Après l'examen des planches de M. Lebert, un des professeurs les plus compétents et les plus illustres de la Faculté de Paris écrivait : « J'ai admiré l'exactitude, la beauté, la nouveauté des planches qui composent la majeure partie de cet ouvrage; j'ai été frappé de l'immensité des recherches originales et toutes propres à l'auteur qu'il a dû exiger. *Cet ouvrage n'a pas d'analogue en France ni dans aucun pays.* »

LEBERT (H.). **Physiologie pathologique,** ou Recherches cliniques, expérimentales et microscopiques sur l'inflammation, la tuberculisation, les tumeurs, la formation du cal, etc. Paris, 1845, 2 vol. in-8 avec atlas de 22 planches gravées (23 fr.). 15 fr.

LEBERT (H.). **Traité pratique des maladies scrofuleuses et tuberculeuses.** *Ouvrage couronné par l'Académie de médecine.* Paris, 1849, 1 vol. in-8, 820 p. 9 fr.

LEBERT (H.). **Traité pratique des maladies cancéreuses** et des affections curables confondues avec le cancer. Paris, 1851, 1 vol. in-8 de 892 pages. 9 fr.

LEBLANC et TROUSSEAU. **Anatomie chirurgicale des principaux animaux domestiques,** ou Recueil de 30 planches représentant : 1° l'anatomie des régions du cheval, du bœuf, du mouton, etc., sur lesquelles on pratique les observations les plus graves ; 2° les divers états des dents du cheval, du bœuf, du mouton, du chien, indiquant l'âge de ces animaux ; 3° les instruments de chirurgie vétérinaire ; 4° un texte explicatif; par U. LEBLANC, médecin vétérinaire, ancien répétiteur de l'École vétérinaire d'Alfort, et A. TROUSSEAU, professeur à la Faculté de Paris. Paris, 1828, grand in-fol. composé de 30 planches coloriées. 42 fr.

LECLER. **Kachef er-Roumouz** (révélation des énigmes) d'Ab er-Razzaq ed-Djedzaïry ou **Traité de matière médicale arabe** d'Abd er-Razzaq, l'Algérien, traduit et annoté par le docteur Lucien LECLER. Paris, 1874, in-8 de 400 pages. 10 fr.

LECONTE. **Études chimiques et physiques sur les eaux thermales de Luxeuil.** Description de l'établissement et des sources, par M. le docteur LECONTE, professeur agrégé à la Faculté de Paris. Paris, 1860, in-8 de 180 pages. 3 fr. 50

LEDENTU. **Des anomalies du testicule,** par le docteur A. LEDENTU, professeur agrégé de la Faculté de médecine. Paris, 1869, in-8, 168 p. avec fig. 3 fr. 50

LEFEVRE (A.). **Histoire du service de santé de la marine militaire** et des écoles de médecine navale en France, depuis le règne de Louis XIV jusqu'à nos jours (1666-1867). Paris, 1867, 1 vol. in-8, 500 pages avec 13 plans, cartes et fac-simile. 8 fr.

LEFORT (Jules). **Traité de chimie hydrologique** comprenant des notions générales d'hydrologie et l'analyse chimique des eaux douces et des eaux minérales, par J. LEFORT, membre de l'Académie de médecine. *Deuxième édition.* Paris. 1873. 1 vol. in-8, 798 pages avec 50 fig. et 1 planche chromolithographiée. 12 fr.

LEFORT (Léon). **De la résection de la hanche** dans les cas de coxalgie et de plaies par armes à feu, par M. Léon LE FORT, professeur à la Faculté de médecine de Paris, etc. Paris, 1861, in-4, 140 pages. 4 fr.

LE GENDRE. **De la chute de l'utérus.** Paris, 1860, in-8 avec 8 planches dessinées d'après nature. 3 fr. 50

LE GENDRE. **Anatomie chirurgicale homalographique**, ou Description et figures des principales régions du corps humain représentées de grandeur naturelle et d'après des sections plans faites sur des cadavres congelés, par le docteur E.-Q. LE GENDRE, prosecteur de l'amphithéâtre des hôpitaux. Paris, 1858, 1 vol. in-fol. de 25 planches avec un texte descriptif et raisonné. 20 fr.

LEGOUEST. **Traité de chirurgie d'armée**, par L. LEGOUEST, inspecteur du service de santé de l'armée, professeur à l'École du Val-de-Grâce. *Deuxième édition*. Paris, 1872. 1 vol. in-8 de XII-802 p. avec 149 figures. 14 fr.

LÉLUT. **Du démon de Socrate**, spécimen d'une application de la science psychologique à celle de l'histoire, par le docteur L.-F. LÉLUT, membre de l'Institut et de l'Académie de médecine. *Nouvelle édition*. Paris, 1856, in-18 de 348 p. 3 fr. 50

LÉLUT. **L'amulette de Pascal**, pour servir à l'histoire des hallucinations. Paris, 1846, in-8. 6 fr.

LÉLUT. **Qu'est-ce que la phrénologie?** ou Essai sur la signification et la valeur des systèmes de psychologie en général, et de celui de Gall en particulier. Paris, 1836, in-8. 1 fr.

LÉLUT. **De l'organe phrénologique de la destruction chez les animaux**, ou Examen de cette question : Les animaux carnassiers ou féroces ont-ils, à l'endroit des tempes, le cerveau et par suite le crâne plus large proportionnellement à sa longueur que ne l'ont les animaux d'une nature opposée. Paris, 1838, in-8 avec une planche. 50 c.

LEPINE (R.). **De la pneumonie caséeuse.** 1872, in-8, 142 pages. 3 fr.

LEREBOULLET (A.). **Mémoire sur la structure intime du foie** et sur la nature de l'altération connue sous le nom de foie gras. Paris, 1853, in-4 avec 4 pl. coloriées. 7 fr.

LEROY (Alph.). **Médecine maternelle**, ou l'Art d'élever et de conserver les enfants. *Seconde édition*. Paris, 1830, in-8. 6 fr.

LEROY (D'ETIOLLES) (J.). **Exposé des divers procédés employés jusqu'à ce jour pour guérir de la pierre sans avoir recours à l'opération de la taille.** Paris, 1825, in-8 avec 5 planches. 4 fr.

LE ROY DE MÉRICOURT. **Mémoire sur la chromhidrose** ou chromocrinie cutanée, par le docteur LE ROY DE MÉRICOURT, médecin en chef de la marine, rédacteur en chef des *Archives de médecine navale*, suivi de l'étude microscopique et chimique de la substance colorante de la chromhidrose, par Ch. Robin, et d'une note sur le même sujet par le docteur Ordonez. Paris, 1864, in-8, 179 pages. 3 fr.

LEROY-DUPRÉ. **Des indications et des contre-indications de l'hydrothérapie**, par le docteur LEROY-DUPRÉ, médecin de l'établissement hydrothérapique de Bellevue. 1875, in-8, 112 pages. 3 fr.

LETIÉVANT. **Traité des sections nerveuses**, physiologie, pathologie, indications, procédés opératoires, par E. LETIÉVANT, chirurgien en chef désigné de l'Hôtel-Dieu de Lyon. Paris, 1873, 1 vol. in-8 de XXVIII-548 pages avec 20 fig. 8 fr.

LEUDET. **Clinique médicale** de l'Hôtel-Dieu de Rouen, par le docteur E. LEUDET, médecin en chef de l'Hôtel-Dieu de Rouen. 1874, 1 vol. in-8 de 650 pages. 8 fr.

LEURET. **Du traitement moral de la folie**, par Fr. LEURET, médecin en chef de l'hospice de Bicêtre. Paris, 1840, in-8. 6 fr.

LEURET et GRATIOLET. **Anatomie comparée du système nerveux** considéré dans ses rapports avec l'intelligence, par FR. LEURET et P. GRATIOLET, professeur à la Faculté des sciences de Paris. Paris, 1839-1857. *Ouvrage complet*. 2 vol. in-8 et atlas de 32 planches in-fol., dessinées d'après nature et gravées. Fig. noires. 48 fr.
Le même, figures coloriées. 96 fr.

Tome I, par LEURET, comprend la description de l'encéphale et de la moelle rachidienne, le volume, le poids, la structure de ces organes chez les animaux vertébrés, l'histoire du système ganglionnaire des animaux articulés et des mollusques, et l'exposé de la relation qui existe entre la perfection progressive de ces centres nerveux et l'état des facultés instinctives, intellectuelles et morales.

Tome II, par GRATIOLET, comprend l'anatomie du cerveau de l'homme et des singes, des recherches nouvelles sur le développement du crâne et du cerveau, et une analyse comparée des fonctions de l'intelligence humaine.

Séparément le tome II. Paris, 1857, in-8 de 692 pages avec atlas de 16 planches dessinées d'après nature, gravées. Figures noires. 24 fr.
Figures coloriées. 48 fr.

LEVIEUX. **Études de médecine et d'hygiène publique**, par le docteur LEVIEUX médecin honoraire des hôpitaux de Bordeaux. Paris, 1874, 1 vol. gr. in-8 de XIII 565 pages. 7 fr.

LEVY. **Traité d'hygiène publique et privée**, par le docteur Michel **Lévy**, directeur du Val-de-Grâce, membre de l'Académie de médecine. *Cinquième édition*. Paris, 1869, 2 vol. gr. in-8. Ensemble, 1900 pages avec figures. 20 fr.

LEVY. **Rapport sur le traitement de la gale**, adressé au ministre de la guerre par le Conseil de santé des armées; M. Lévy, *rapporteur*. Paris, 1852, in-8. 1 fr. 25

LITTRÉ et ROBIN. Voyez **Dictionnaire de médecine**, *treizième édition*, page 16.

LOIR. **De l'état civil des nouveau-nés** au point de vue de l'histoire, de l'hygiène et de la loi, présentation de l'enfant sans déplacement, par le docteur J.-N. Loir. Paris, 1855, 1 vol. in-8, XVI-462 pages avec 1 planche. 5 fr.

LORAIN (P.). **Études de médecine clinique** et de physiologie pathologique. **Le choléra** observé à l'hôpital Saint-Antoine, par P. Lorain, professeur à la Faculté de médecine de Paris, médecin de l'hôpital Saint-Antoine. Paris, 1868, 1 vol. gr. in-8 de 220 pages avec planches graphiques coloriées. 7 fr.
Ouvrage couronné par l'Institut (Académie des sciences).

LORAIN (P.). **Études de médecine clinique** faites avec l'aide de la méthode graphique et des appareils enregistreurs. **Le pouls**, ses variations et ses formes diverses dans les maladies. Paris, 1870, 1 vol. gr. in-8 de 372 pages avec 488 fig. 10 fr.

LORAIN (P.). **De l'albuminurie.** Paris, 1860, in-8. 2 fr. 50

LORAIN (P.). Voyez Valleix. *Guide du médecin praticien*, page 46.

LOUIS (Ant.). **Éloges lus dans les séances publiques de l'Académie royale de chirurgie de** 1750 à 1792, avec une introduction, par Fréd. Dubois (d'Amiens). Paris, 1859, 1 vol. in-8 de 548 pages. 7 fr. 50

LOUIS (P.-Ch.). **Recherches anatomiques, pathologiques et thérapeutiques** sur les maladies connues sous les noms de **Fièvre Thyphoïde**, Putride, Adynamique, Ataxique, Bilieuse, Muqueuse, Entérite folliculeuse, Gastro-Entérite, Dothiénenthérite, etc., par P.-Ch. Louis, membre de l'Académie de médecine. 2e édition. Paris, 1841, 2 vol. in-8. 13 fr.

LOUIS (P.-Ch.). **Recherches anatomiques, physiologiques et thérapeutiques sur la phthisie.** 2e édition. Paris, 1843, in-8. 8 fr.

LOUIS (P.-Ch.). **Examen de l'examen de M. Broussais**, relativement à la phthisie et aux affections thyphoïdes. Paris, 1834, in-8. 1 fr.

LOUIS (P.-Ch.) **Recherches sur les effets de la saignée** dans quelques maladies inflammatoires. Paris, 1835, in-8. 1 fr.

LUCAS. **Traité physiologique et philosophique de l'hérédité naturelle** dans les états de santé et de maladie du système nerveux, avec l'application méthodique des lois de la procréation au traitement général des affections dont elle est le principe. — Ouvrage où la question est considérée dans ses rapports avec les lois primordiales, les théories de la génération, les causes déterminantes de la sexualité, les modifications acquises de la nature originelle des êtres et les diverses formes de névropathie et d'aliénation mentale; par le docteur Pr. Lucas, médecin de l'asile des aliénés de Sainte-Anne. Paris, 1847-1850, 2 forts volumes in-8. 16 fr.
Le tome II et dernier, Paris, 1850, in-8 de 936 pages. 8 fr. 50

LUTON. **Traité des injections sous-cutanées à effet local**, méthode de traitement applicable aux névralgies, aux points douloureux, aux goîtres, aux tumeurs, etc., par le docteur A. Luton, professeur à l'École de médecine de Reims. 1875, 1 vol. in-8 de VIII-380 pages, avec figures. 6 fr.

LUYS (J.). **Recherches sur le système nerveux cérébro-spinal**, sa structure, ses fonctions et ses maladies, par J. B. Luys, médecin de la Salpêtrière. Paris, 1865, 1 vol. gr. in-8 de 700 p. avec atlas gr. in-8 de 40 pl. et texte explicatif. Fig. noires. 35 fr.
— Figures coloriées. 70 fr.

LUYS (J.). **Iconographie photographique des centres nerveux.** *Ouvrage complet*. Paris, 1873, gr. in-4. 100 p. avec 70 photographies et 70 schémas lithographiés, cart. 150 fr.

LUYS (J.). **Études de physiologie et de pathologie cérébrales.** Des actions réflexes du cerveau dans les conditions normales et morbides de leurs manifestations. Paris, 1874, in-8, XII-200 pages avec 2 planches. 5 fr.

LUYS (J.) **Leçons sur la structure et les maladies du système nerveux**, recueillies par J. Dave. Paris, 1875, in-8 de 77 pages, avec une planche et une annexe. 3 fr.

MAGENDIE. **Phénomènes physiques de la vie.** Paris, 1842, 4 vol. in-8. 5 fr.

MAGITOT (E.). **Mémoire sur les tumeurs du périoste dentaire** et sur l'ostéo-périostite alvéolo-dentaire. 2e *édit.* Paris, 1873. 1 vol. in-8 de 110 pag. avec 1 pl. 3 fr.

MAGITOT (E.). **Traité de la carie dentaire**, Recherches expérimentales et thérapeutiques. Paris, 1867, 1 vol. in-8, 228 pages avec 2 pl., 10 figures et 1 carte. 5 fr.

MAGNE. Hygiène de la vue, par le docteur A. MAGNE. *Quatrième édition* **revue et augmentée.** Paris, 1866, in-18 jésus de 350 pages avec 30 figures. **3 fr.**

MAHÉ. Manuel pratique d'hygiène navale ou des moyens de conserver la santé des gens de mer à l'usage des officiers mariniers et marins des équipages de la flotte par le docteur J. MAHÉ, médecin-professeur de la marine, ouvrage publié sous les auspices du ministre de la marine et des colonies. Paris, 1874, 1 vol. in-18 de xv-451 pages, cart. 3 fr. 50

MAHER. Statistique médicale de Rochefort, par C. MAHER, directeur du service de santé de la marine en retraite. Paris, 1874, 1 vol. gr. in-8 de XIII-389 pages avec 200 tableaux et 3 planches gravées représentant le plan de Rochefort, les marais qui environnent la ville et les couches géologiques du forage du puits artésien de l'hôpital de la marine. 10 fr.

MAILLIOT. Traité pratique d'auscultation, appliquée au diagnostic des maladies des organes respiratoires, par le docteur L. MAILLIOT, professeur particulier de percussion et d'auscultation. Paris, 1874. 1 vol. gr. in-8 de XIV-545 pages. 12 fr.

MAISONNEUVE. Etude sur la structure et les produits du camphrier de Bornéo ou dryobalanops aromatica, par le docteur Paul MAISSONNEUVE. 1875, in-8, 68 pages, avec 1 planche. 2 fr.

MALGAIGNE (J.-F.). **Traité d'anatomie chirurgicale et de chirurgie expérimentale**, par J. F. MALGAIGNE, professeur à la Faculté de médecine de Paris, membre de l'Académie de médecine. *Deuxième édition.* Paris, 1859, 2 forts vol. in-8. 18 fr.

MALGAIGNE (J.-F.). **Histoire de la chirurgie** en Occident, depuis le VIe siècle jusqu'au XVIe siècle, et Histoire de la vie et des travaux d'Ambroise Paré. Paris. 1 vol. gr. in-8 de 351 pages. 7 fr.

MALGAIGNE (J.-F.). **Essai sur l'histoire et la philosophie de la chirurgie.** Paris, 1847, 1 vol. in-4 de 35 pages. 1 fr. 50

MALLE. Clinique chirurgicale. Paris, 1838, 1 vol. in-8 de 700 pages. 3 fr.

MANDL (L.). **Anatomie microscopique**, par le docteur L. MANDL, professeur de microscopie. Paris, 1838-1857, *ouvrage complet*, 2 vol. in-folio avec 92 planches. 200 fr.
Le tome Ier, comprenant l'HISTOLOGIE, et divisé en deux séries : *Tissus et organes*, — *Liquides organiques*, est complet en 26 livraisons, avec 52 planches. Prix de chaque livraison, composée de 5 feuilles de texte et 2 planches. 6 fr.

Le tome IIe, comprenant l'HISTOGENÈSE, ou Recherches sur le développement, l'accroissement et la reproduction des éléments microscopiques, des tissus et des liquides organiques dans l'œuf, l'embryon et les animaux adultes, est complet en 20 livraisons, avec 40 planches. Prix de chaque livraison. 6 fr.

MANDL (L.). **Traité pratique des maladies du larynx et du pharynx.** Paris, 1872, in-8 de XX-816 pages avec 7 pl. gravées et color. et 164 fig., cart. 18 fr.

MANDL (L.). **Hygiène de la voix** parlée ou chantée, suivie du formulaire pour le traitement des affections de la voix. 1876, 1 vol. in-12 de 308 pages, avec figures. Cart. 4 fr. 50

MANEC. Anatomie analytique, tableau représentant l'axe cérébro-spinal chez l'homme, avec l'origine et les premières divisions des nerfs qui en partent, par M. MANEC, chirurgien des hôpitaux de Paris. Une feuille très-grand in-folio. 1 fr. 50

MARC. De la folie considérée dans ses rapports avec les questions médico-judiciaires, par C.-C.-H. MARC, médecin près les tribunaux. Paris, 1840, 2 vol. in-8. 5 fr.

MARCÉ. Traité pratique des maladies mentales, par le docteur L. V. MARCÉ, professeur agrégé à la Faculté de médecine de Paris, médecin des aliénés de Bicêtre. Paris, 1862, in-8 de 670 pages. 8 fr.

MARCÉ. Des altérations de la sensibilité. Paris, 1860, in-8. 2 fr. 50

MARCÉ. Traité de la folie des femmes enceintes, des nouvelles accouchées et des nourrices, et considérations médico-légales qui se rattachent à ce sujet. Paris, 1858, 1 vol. in-8 de 400 pages. 6 fr.

MARCÉ. Recherches cliniques et anatomo-pathologiques sur la démence sénile et sur les différences qui la séparent de la paralysie générale. Paris, 1861, gr. in-8, 72 p. 1 fr. 50

MARCÉ. De l'état mental dans la chorée. Paris, 1860, in-4, 38 p. 1 fr. 50

MARCHAND (A.-H.). **Étude sur l'extirpation de l'extrémité inférieure du rectum**, par le docteur A. H. MARCHAND, prosecteur à l'amphithéâtre des hôpitaux. Paris, 1873, in-8 de 124 pages. 2 fr. 50

MARCHAND (A.-H.). **Des accidents qui peuvent compliquer la réduction des luxations traumatiques**, par le docteur A. H. MARCHAND, professeur agrégé de la Faculté de médecine de Paris. 1875, 1 vol. in-8 de 149 pages. 3 fr.

MARCHAND (Ch.). **Du lait et de l'allaitement**, par Charles MARCHAND, pharmacien de 1re classe. Paris, 1874, in-8 de 110 pages. 2 fr. 50

MARCHAND (Eug.). **Des eaux potables** en général, considérées dans leur constitution physique et chimique. Paris, 1855, in-4, avec 1 carte. 6 fr.

MARCHANT (Léon). **Étude sur les maladies épidémiques.** *Seconde édition.* Paris, 1861, in-12, 92 pages. 1 fr.

MARFAING (Ernest). **De l'alcoolisme** considéré dans ses rapports avec l'aliénation mentale, par le docteur Ernest MARFAING. Paris, 1875, in-8 de 81 pages. 2 fr.

MARTEL. **De la mort apparente** chez le nouveau-né, par le docteur JOANNIS MARTEL, aide de clinique à la Faculté de médecine de Paris. 1874, in-8, 77 p. 2 fr.

MARVAUD (A.). **Les aliments d'épargne**, alcool et boissons aromatiques (café, thé, maté, cacao, coca), effets physiologiques, applications à l'hygiène et à la thérapeutique, étude précédée de considérations sur l'alimentation et le régime par le docteur Angel MARVAUD, médecin-major, professeur agrégé à l'École du Val-de-Grâce. 2e édit., Paris, 1874, 1 vol. in-8 de XVI-504 p. avec pl. 6 fr.

MARVAUD (A.). **L'alcool**, son action physiologique, son utilité et ses applications en hygiène et en thérapeutique. Paris, 1872, in-8, 160 p. avec 25 pl. 4 fr.

MASSE. **Traité pratique d'anatomie descriptive**, mis en rapport avec l'Atlas d'anatomie, et lui servant de complément, par le docteur J.-N. MASSE, professeur d'anatomie. Paris, 1858, 1 vol. in-12 de 700 pages, cartonné à l'anglaise. 7 fr.

MATTEUCCI (C.). **Traité des phénomènes électro-physiologiques des animaux.** Paris, 1844, in-8 avec 6 planches. 4 fr.

MAUREL. **Des fractures des dents**, par le docteur E. MAUREL, médecin de première classe de la marine. Paris, 1875, in-8 de 52 pages avec figures. 2 fr.

MAYER. **Des rapports conjugaux**, considérés sous le triple point de vue de la population, de la santé et de la morale publique, par le docteur Alex. MAYER, médecin de l'inspection générale de la salubrité. *Sixième édition*, revue et augmentée. Paris, 1874, in-18 jésus de XVI-424 pages. 3 fr.

MAYER. **Conseils aux femmes sur l'âge de retour**, médecine et hygiène. Paris, 1875, 1 vol. in-12 de 256 pages. 3 fr.

MAYET. **Statistique des services de médecine des hôpitaux de Lyon**, par le docteur MAYET, médecin de l'hôtel-Dieu. Première année, 1872. Paris, 1874, 2 vol. gr. in-8, avec tracés graphiques. L'ouvrage complet. 30 fr.

MÊLIER (F.). **Relation de la fièvre jaune** survenue à Saint-Nazaire en 1861, suivie de la loi anglaise sur les quarantaines, par F. MÊLIER, inspecteur général des services sanitaires. Paris, 1863, in-4, 276 pages avec 3 cartes. 10 fr.

MÊLIER (F.). **Rapport sur les marais salants.** Paris, 1847, 1 vol. in-4 de 96 pages avec 4 planches. 5 fr.

MÊLIER (F.). **De la santé des ouvriers employés dans les manufactures de tabac.** Paris, 1846, 1 vol. in-4 de 45 pages. 2 fr.

MENVILLE. **Histoire philosophique et médicale de la femme** considérée dans toutes les époques principales de la vie, avec ses diverses fonctions, avec les changements qui surviennent dans son physique et son moral, avec l'hygiène applicable à son sexe et toutes les maladies qui peuvent l'atteindre aux différents âges. *Seconde édition.* Paris, 1858, 3 vol. in-8 de 600 pages. 10 fr.

MÉRAT et DELENS. *Voyez* **Dictionnaire de matière médicale**, p. 16.

MERCIER (A.). **Anatomie et physiologie de la vessie** au point de vue chirurgical. Paris, 1872, 1 vol. in-8 de 85 pag. 2 fr.

MIARD (Antony). **Des troubles fonctionnels et organiques, de l'amétropie et de la myopie** en particulier, de l'accommodation binoculaire et cutanée dans les vices de la réfraction, par le docteur Ant. MIARD, ancien chef de clinique ophthalmique. Paris, 1873, 1 vol. in-8 de VIII-460 pages. 7 fr.

MICHÉA (F.). **Du siége, de la nature interne, des symptômes et du diagnostic de l'hypochondrie.** Paris, 1843, in-4, 80 p. 2 fr.

MICHEA (F.). **Des hallucinations, de leurs causes, et des maladies qu'elles caractérisent.** Paris, 1846, in-4 de 32 pages. 1 fr.

MICHEL. **Du microscope, de ses applications** à l'anatomie pathologique, au diagnostic et au traitement des maladies, par M. MICHEL, professeur à la Faculté de médecine de Nancy. Paris, 1857, 1 vol. in-4 avec 5 pl. 3 fr. 50

MILLET (Aug.). **Du seigle ergoté** considéré sous les rapports physiologique, obstétrical et de l'hygiène publique. Paris, 1854, 1 vol. in-4 de 158 pages. 4 fr. 50

MILLON (E.) et **REISET**. *Voyez* **Annuaire de chimie**, p. 5.

MOITESSIER. **La photographie appliquée aux recherches micrographiques**, par A. MOITESSIER, professeur à la Faculté de médecine de Montpellier. Paris, 1866, 1 vol. in-18 jésus, 340 pages avec 30 figures et 3 pl. photographiées. 7 fr.

MOLE. **Signes précis du début de la convalescence dans les maladies aiguës**, par le docteur Léon MOLÉ. Paris, 1870, grand in-8 de 112 p. avec 23 fig. 3 fr.

MOLINARI (Ph. de). **Guide de l'homœopathiste**, indiquant les moyens de se traiter soi-même dans les maladies les plus communes en attendant la visite du médecin. *Seconde édition.* Bruxelles, 1861, in-18 de 256 pages. 5 fr.

MONOD. **Étude sur l'angiome** simple sous-cutané circonscrit (nævus vasculaire sous-cutané, angiome lipomateux, angiome lobulé), suivi de quelques remarques sur les angiomes circonscrits de l'orbite, par le docteur Ch. MONOD, aide de clinique chirurgicale de la Faculté. Paris, 1873, in-8, 87 p., avec 2 pl. 2 fr. 50

MONOD. **Étude comparative des diverses méthodes de l'exérèse**, par Charles MONOD, professeur agrégé de la Faculté de médecine de Paris. 1875, 1 vol. in-8 de 175 pages. 2 fr. 50

MONTANÉ. **Étude anatomique du crâne** chez les microcéphales par Louis MONTANÉ (de la Havane), docteur en médecine de la Faculté de Paris. Paris, 1874, gr. in-8 de 80 pages, 6 planches. 3 fr. 50

MOQUIN-TANDON. **Éléments de botanique médicale**, contenant la description des végétaux utiles à la médecine et des espèces nuisibles à l'homme, vénéneuses ou parasites, précédés de considérations générales sur l'organisation et la classification des végétaux, par MOQUIN-TANDON, professeur d'histoire naturelle médicale à la Faculté de médecine de Paris, membre de l'Institut. *Troisième édition.* Paris, 1875, 1 vol. in-18 jésus avec 128 figures. 6 fr.

MOQUIN-TANDON. **Éléments de zoologie médicale**, comprenant la description des animaux utiles à la médecine et des espèces nuisibles à l'homme, particulièrement des venimeuses et des parasites, précédés de considérations sur l'organisation et la classification des animaux et d'un résumé sur l'histoire naturelle de l'homme, etc. *Deuxième édition*, augmentée. Paris, 1862, 1 vol. in-18 avec 150 fig. 6 fr.

MOQUIN-TANDON. **Monographie de la famille des Hirudinées**, *Deuxième édition*. Paris, 1846, in-8 de 450 pages avec atlas de 14 planches coloriées. 15 fr.

MORACHE. **Traité d'hygiène militaire**, par G. MORACHE, médecin-major de première classe, professeur agrégé à l'École d'application de médecine et de pharmacie militaires (Val-de-Grâce). Paris, 1874, 1 vol. in-8 de 1050 p. avec 175 fig. 16 fr.

MORDRET (A.-E.). **De la mort subite dans l'état puerpéral.** Paris, 1858, 1 vol. in-4 de 180 pages. 4 fr. 50

MOREAU. **De l'étiologie de l'épilepsie** et des indications que l'étude des causes peut fournir, par le docteur J. MOREAU (de Tours), médecin de l'hospice de la Salpêtrière. Paris, 1854, 1 vol. in-4 de 175 pages. (6 fr.) 4 fr.

MOREL. **Traité des dégénérescences physiques, intellectuelles et morales de l'espèce humaine** et des causes qui produisent ces variétés maladives, par le docteur B.-A. MOREL, médecin de l'Asile des aliénés de Saint-Yon (Seine-Inférieure). Paris, 1857, 1 vol. in-8 de 700 pages avec un atlas de 12 planches in-4. 12 fr.

MOREL. **Traité élémentaire d'histologie humaine**, précédé d'un exposé des moyens d'observer au microscope, par C. MOREL, professeur à la Faculté de médecine de Nancy. Paris, 1864, 1 vol. in-8 de 200 pages, avec un atlas de 34 pl. dessinées d'après nature par le docteur A. VILLEMIN, professeur à l'École d'application de médecine militaire du Val-de-Grâce. 12 fr.

MORELL-MACKENSIE. **Du laryngoscope** et de son emploi dans les maladies de la gorge, avec un appendice sur la rhinoscopie, traduit de l'anglais, par le docteur E. NICOLAS-DURANTY. Paris, 1867. 1 vol. in-8, XII-156 p. avec 40 fig. 4 fr.

MOTARD (A.). **Traité d'hygiène générale**, par le docteur Adolphe MOTARD. Paris. 1868, 2 vol. in-8, ensemble 1900 pages avec figures. 16 fr.

MOTTET. **Nouvel essai d'une thérapeutique indigène**, ou Études analytiques et comparatives de phytologie médicale indigène et de phytologie médicale exotique, etc. Paris, 1851, 1 vol. in-8, 800 pages. 1 fr. 50

MULLER (J.). **Manuel de physiologie**, traduit par A.-J.-L. JOURDAN. *Deuxième édition* par E. LITTRÉ. Paris, 1851, 2 vol. grand in-8, avec 320 figures. 20 fr.

MUNDE. **Hydrothérapeutique**, ou l'Art de prévenir et de guérir les maladies du corps humain sans le secours des médicaments, par le régime, l'eau, la sueur, le bon air, l'exercice et un genre de vie rationnel ; par Ch. MUNDE. Paris, 1842, 1 vol. in-18. 2 fr.

MURE. **Doctrine de l'école de Rio-de-Janeiro** et Pathogénésie brésilienne, contenant une exposition méthodique de l'homœopathie, la loi fondamentale du dynamisme vital, la théorie des doses et des maladies chroniques, les machines pharmaceutiques, l'algèbre symptomatologique, etc. Paris, 1849, in-12 de 400 pages avec fig. 6 fr.

MUSELIER. **Étude sur la valeur séméiologique de l'ecthyma**, accompagnée d'observations recueillies à l'hôpital Saint-Louis. Rapports de l'ecthyma avec la syphilis, par le docteur Paul MUSELIER. Paris, 1876, in-8 de 125 pages. 2 fr. 50

NAEGELÉ (H.-F.) et GRENSER. **Traité pratique de l'art des accouchements**, par H.-F. NAEGELÉ, professeur à l'Université de Heidelberg, et L. GRENSER, directeur de la Maternité de Dresde. Traduit, annoté et mis au courant des progrès de la science par G.-A. AUBENAS, professeur agrégé à la Faculté de médecine de Strasbourg, précédé d'une introduction par J.-A. STOLTZ, doyen de la Faculté de médecine de Nancy. Paris, 1869, 1 vol. in-8 de 724 pages avec une pl. et 207 fig. 12 fr.

NEYRENEUF. **Du traitement des tumeurs sous-cutanées** par l'application de la pâte sulfo-sufranée et de l'action de l'acide sulfurique sur la peau. Paris, 1872, in-8 de 84 pages. 2 fr.

NICOLAS-DURANTY. **Études laryngoscopiques. Diagnostic des paralysies motrices** des muscles du larynx, par le docteur Emile NICOLAS-DURANTY, médecin adjoint des hôpitaux de Marseille. Paris, 1872, in-8, 48 pages avec 3 planches comprenant 17 figures. 2 fr.

NYSTEN. **Dictionnaire de médecine**. *Voyez* DICTIONNAIRE DE MÉDECINE, *treizième édition*, par E. LITTRÉ et Ch. ROBIN, page 16.

ORÉ. **Tribut à la chirurgie conservatrice, résections-évidements**, par le docteur ORÉ, chirurgien de l'hôpital Saint-André. Paris, 1872, gr. in-8 de 136 p. 3 fr.

ORÉ. **Études historiques, physiologiques et cliniques sur la transfusion du sang**. 2e édition. Paris, 1876, in-8 de 704 pages, avec planches. 12 fr.

ORIARD (T.). **L'homœopathie mise à la portée de tout le monde**. *Troisième édition*, Paris, 1863, in-18 jésus, 370 pages. 4 fr.

† ORIBASE. **Œuvres**, texte grec, en grande partie inédit, collationné sur les manuscrits, traduit pour la première fois en français, avec une introduction, des notes, des tables et des planches, par les docteurs BUSSEMAKER et DAREMBERG. Paris, 1851-1876, 6 vol. in-8 de 700 pages chacun. Ouvrage complet. 72 fr.

OUDET. **Recherches anatomiques, physiologiques et microscopiques sur les dents** et sur leurs maladies, par J.-E. OUDET, membre de l'Académie de médecine, etc. Paris, 1862, in-8 avec une pl. 4 fr.

OULMONT. **Des oblitérations de la veine cave supérieure**, par le docteur OULMONT, médecin des hôpitaux. Paris, 1855, in-8 avec une planche lithogr. 2 fr.

PARCHAPPE. **Recherches sur l'encéphale**, sa structure, ses fonctions et ses maladies. Paris, 1836-1842, 2 parties in-8. 3 fr. 50

PARÉ. **Œuvres complètes d'Ambroise Paré**, revues et collationnées sur toutes les éditions, avec les variantes ; accompagnées de notes historiques et critiques, et précédées d'une introduction sur l'origine et les progrès de la chirurgie en Occident du VIe au XVIe siècle et sur la vie et les ouvrages d'Ambroise Paré, par J.-F. MALGAIGNE. Paris, 1840, 3 vol. grand in-8 avec 217 figures. 36 fr.

PARENT-DUCHATELET. **De la prostitution dans la ville de Paris**, considérée sous le rapport de l'hygiène publique, de la morale et de l'administration ; ouvrage appuyé de documents statistiques puisés dans les archives de la préfecture de police, par A.-J.-B. PARENT-DUCHATELET, membre du Conseil de salubrité de la ville de Paris. *Troisième édition, complétée par des documents nouveaux et des notes*, par MM. A. TREBUCHET et POIRAT-DUVAL, chefs de bureau à la préfecture de police, suivie d'un *Précis* HYGIÉNIQUE, STATISTIQUE ET ADMINISTRATIF SUR LA PROSTITUTION DANS LES PRINCIPALES VILLES DE L'EUROPE. Paris, 1857, 2 forts volumes in-8 de chacun 750 pages avec cartes et tableaux. 18 fr.

PARISEL. Voyez *Annuaire pharmaceutique*, page 5.

PARISET. **Histoire des membres de l'Académie de médecine,** ou Recueil des Éloges lus dans les séances publiques, par E. PARISET, secrétaire perpétuel de l'Académie de médecine, etc.; *édition complète*, précédée de l'éloge de Pariset. Paris, 1850, 2 vol. in-12. 7 fr.

Cet ouvrage comprend : — Discours d'ouverture de l'Académie de médecine. — Éloges de Corvisart, — Cadet de Gassicourt, — Berthollet, — Pinel, — Beauchêne, — Bourru, — Percy, — Vauquelin, — G. Cuvier, — Portal, — Chaussier, — Dupuytren, — Scarpa, — Desgenettes, — Laennec, — Tessier, — Huzard, — Marc, — Lodibert, — Bourdois de la Motte, — Esquirol, — Larrey, — Chevreul, — Lerminier, — A. Dubois, — Alibert, — Robiquet, — Double, — Geoffroy Saint-Hilaire, — Ollivier d'Angers), — Breschet, — Lisfranc, — A. Paré, — Broussais, — Bichat.

PARISET. **Mémoire sur les causes de la peste** et sur les moyens de la détruire, par E. PARISET. Paris, 1837, in-18. 3 fr.

PARSEVAL (Lud.). Observations pratiques de Samuel HAHNEMANN, et Classification de ses recherches sur **les propriétés caractéristiques des médicaments.** Paris, 1857-1860, in-8 de 400 pages. 6 fr.

PATIN (GUI). **Lettres.** Nouvelle édition, augmentée de lettres inédites, précédée d'une notice biographique, accompagnée de remarques scientifiques, historiques, philosophiques et littéraires, par REVEILLÉ-PARISE, membre de l'Académie de médecine. Paris, 1846, 3 vol. in-8 avec le *portrait* et le fac-simile de GUI PATIN (21 fr.). 12 fr.

PATISSIER (Ph.). **Traité des maladies des artisans** et de celles qui résultent des diverses professions, d'après Ramazzini. Paris, 1822, in-8, LX-433 p. 3 fr.

PATISSIER (Ph.). **Rapport sur le service médical des établissements thermaux en France.** Paris, 1852, in-4 de 205 pages. 4 fr. 50

PEIN. **Essai sur l'hygiène des champs de bataille,** par le docteur Théodore PEIN. Paris, 1873, in-8 de 80 pages. 2 fr.

PEISSE (Louis). **La médecine et les médecins,** philosophie, doctrines, institutions, critiques, mœurs et biographies médicales. Paris, 1857, 2 vol. in-18 jésus. 7 fr.

Cet ouvrage comprend : Esprit, marche et développement des sciences médicales. — Découvertes et découvreurs. — Sciences exactes et sciences non exactes. — Vulgarisation de la médecine. — La méthode numérique. — Le microscope et les microscopistes. — Méthodologie et doctrines. — Comme on pense et ce qu'on fait en médecine à Montpellier. — L'encyclopédisme et le spécialisme en médecine. — Mission sociale de la médecine et du médecin. — Philosophie des sciences naturelles. — La philosophie et les philosophes par-devant les médecins. — L'aliénation mentale et les aliénistes. — Phrénologie, bonnes et mauvaises têtes, grands hommes et grands scélérats. — De l'esprit des bêtes. — Le feuilleton. — L'Académie de médecine. — L'éloquence et l'art à l'Académie de médecine. — Charlatanisme et charlatans. — Influence du théâtre sur la santé. — Médecins poëtes. — Biographie.

PELLETAN. **Mémoire statistique** sur la **pleuropneumonie aiguë**, par J. PELLETAN, médecin des hôpitaux civils de Paris. Paris, 1840, in-4. 1 fr.

PENARD. **Guide pratique de l'accoucheur et de la sage-femme,** par Lucien PENARD, professeur d'accouchements à l'École de médecine de Rochefort. *Quatrième édition.* Paris, 1874, XX-551 pag. avec 142 fig. 4 fr.

PERRÈVE. **Traité des rétrécissements organiques de l'urèthre,** par le docteur Victor PERRÈVE. Paris, 1847, 1 vol. in-8 de 340 pag. avec 3 pl. et 32 figures. 2 fr.

PERRUSSEL (Henri). **Cours élémentaire d'hygiène**, à l'usage des élèves des lycées, rédigé conformément au programme officiel, par Henri PERRUSSEL, docteur en médecine de la Faculté de Paris. Paris, 1873, 1 vol. in-18 de VIII-152 pag., cart. 1 fr 25

PEYROT. **Étude expérimentale et clinique sur le thorax des pleurétiques et sur la pleurotomie**, par le docteur J.-J. PEYROT, aide d'anatomie à la Faculté de médecine de Paris. 1876, in-8 de 153 pages, 3 fr.

PHARMACOPÉE FRANÇAISE. — Voyez *Codex medicamentarius*, page 12.

PHARMACOPÉE UNIVERSELLE. — Voyez JOURDAN.

PHILIPEAUX (R.). **Traité pratique de la cautérisation,** d'après l'enseignement clinique de M. le professeur A. Bonnet. Paris, 1856, in-8 de 630 pages avec 67 fig. 8 fr.

PHILLIPS. **De la ténotomie sous-cutanée,** ou des opérations qui se pratiquent pour la guérison des pieds bots, du torticolis, de la contracture de la main et des doigts, des fausses ankyloses angulaires du genou, du strabisme, de la myopie, du bégayement, etc., par le docteur CH. PHILLIPS. Paris, 1841, in-8 avec 12 planches. 3 fr.

PIEDVACHE (J.). **Recherches sur la contagion de la fièvre typhoïde.** Paris, 1850, in-4 de 140 pages. 3 fr. 50

PIESSE. **Des odeurs, des parfums et des cosmétiques,** histoire naturelle, composition chimique, préparation, recettes, industrie, effets physiologiques et hygiène des poudres, vinaigres, dentifrices, pommades, fards, savons, eaux aromatiques, essences, infusions, teintures, alcoolats, sachets, etc., par S. PIESSE, chimiste parfumeur à Londres, édition française publiée par O. REVEIL, professeur agrégé à l'École de pharmacie. Paris, 1865, in-18 jésus de 527 pages avec 86 fig. 7 fr.

PINARD (A). **Les vices de conformation du bassin**, étudiés au point de vue de la forme et des diamètres antéro-postérieurs. Recherches nouvelles de pelvimétrie et de pelvigraphie. Paris, 1874, in-4, 64 p. avec 100 pl., représentant 100 bassins de grandeur naturelle. 7 fr.

PINARD (A). **Des contre-indications de la version dans la présentation de l'épaule**, et des moyens qui peuvent remplacer cette opération, par le docteur A. PINARD, chef de clinique d'accouchements de la Faculté. 1875, in-8 de 400 p. 3 fr.

PINEL. **Du traitement de l'aliénation mentale** aiguë en général et principalement par les bains tièdes prolongés et des arrosements continus d'eau fraîche sur la tête, par M. le docteur Casimir PINEL neveu. Paris, 1856, 1 vol. in-4 de 160 p. 4 fr. 50

POILROUX. **Manuel de médecine légale criminelle.** *Seconde édition.* Paris, 1837, in-8. 4 fr.

POINCARÉ. **Leçons sur la physiologie** normale et pathologique du système nerveux, par le docteur POINCARÉ, professeur adjoint à la Faculté de médecine de Nancy. Paris 1873-74, 2 vol. in-8 de 400 pag. chacun, avec fig. 10 fr.

POINCARÉ. **Le système nerveux périphérique** au point de vue normal et pathologique. Leçons de physiologie, professées à Nancy. Paris, 1876. 1 vol. in-8, 604 p. avec figures. 8 fr.

PORGES. **Carlsbad, ses eaux thermales.** Analyse physiologique de leurs propriétés curatives et de leur action spécifique sur le corps humain, par le docteur G. PORGES, médecin praticien à Carlsbad. Paris, 1858, in-8, XXXII-244 pages. 4 fr.

POTERIN DU MOTEL (L.-P.). **Études sur la mélancolie** et sur le traitement moral de cette maladie. Paris, 1857, 1 vol. in-4. 3 fr.

POUCHET (F.-A.). **Théorie positive de l'ovulation spontanée** et de la fécondation dans l'espèce humaine et les mammifères, basée sur l'observation de toute la série animale, par F.-A. POUCHET, professeur au Musée d'histoire naturelle de Rouen. Paris, 1847, 1 vol. in-8 de 600 p. avec atlas in-4 de 20 pl. renfermant 250 fig. 36 fr.

Ouvrage qui a obtenu le grand prix de physiologie à l'Institut de France

POUCHET (F.-A.). **Recherches et expériences sur les animaux ressuscitants.** Paris, 1859, in-8 de 94 pages avec 3 figures. 2 fr.

PROGRAMME DES QUESTIONS **auxquelles les candidats ont à répondre dans les concours pour les différents grades et emplois du corps de santé de la marine**, publiés par ordre du ministre de la marine. Paris, 1876, in-8 de 112 pages. 2 fr. 50

PROST-LACUZON. **Formulaire pathogénétique usuel**, ou Guide homœopathique pour traiter soi-même les maladies. *Quatrième édition.* Paris, 1872, in-18 de 583 pages avec fig. 6 fr.

PROST-LACUZON et BERGER. **Dictionnaire vétérinaire homœopathique**, ou Guide homœopathique pour traiter soi-même les maladies des animaux domestiques, par J. PROST-LACUZON et H. BERGER, élève des Écoles vétérinaires, ancien vétérinaire de l'armée. Paris, 1865, in-18 jésus de 486 pages. 4 fr. 50

PRUNIER (L.) **Étude chimique et thérapeutique sur les glycérines**, par L. PRUNIER, pharmacien en chef de l'hôpital du Midi et de la Maternité, etc. Paris, 1875, in-8 de 63 pages. 2 fr.

PRUNIER. **Théorie physique de la calorification.** Paris, 1876, in-8 de 130 p., avec 11 figures. 3 fr.

PRUS (R.). **Recherches nouvelles sur la nature et le traitement du cancer de l'estomac.** Paris, 1828, in-8. 2 fr.

PRUS (R.). **Rapport à l'Académie de médecine sur la peste et les quarantaines.** Paris, 1846, 1 vol. in-8 de 1050 pages. 2 fr. 50

PUEL (T.). **De la catalepsie.** Paris, 1856, 1 vol. in-4 de 118 pages. 3 fr. 50

RACIBORSKI (A.). **Histoire des découvertes relatives au système veineux**, envisagé sous le rapport anatomique, physiologique, pathologique et thérapeutique, depuis Morgagni jusqu'à nos jours. Paris, 1841, 1 vol. in-4 de 210 pages. (4 fr.) 3 fr.

RACLE. **Traité de diagnostic médical.** Guide clinique pour l'étude des signes caractéristiques des maladies, contenant un Précis des procédés physiques et chimiques d'exploration clinique, par V.-A. RACLE, médecin des hôpitaux, professeur agrégé à la Faculté de médecine de Paris. *Cinquième édition*, présentant l'Exposé des travaux les plus récents, par Ch. FERNET, médecin des hôpitaux, professeur agrégé à la Faculté, et I. STRAUSS, chef de clinique de la Faculté de médecine de Paris. Paris, 1873, 1 vol. in-18 de XII-796 pages avec 77 fig. 7 fr.

RACLE. **De l'alcoolisme**, par le docteur RACLE. Paris, 1860, in-8. 2 fr. 50

RAPOU (A.). **De la fièvre typhoïde** et de son traitement homœopathique. Paris, 1851, in-8. 3 fr.

RATIER. **Nouvelle médecine domestique**, contenant : 1° Traité d'hygiène générale ; 2° Traité des erreurs populaires ; 3° Manuel des premiers secours dans le cas d'accidents pressants ; 4° Traité de médecine pratique générale et spéciale ; 5° Formulaire pour la préparation et l'administration des médicaments ; 6° Vocabulaire des termes techniques de médecine. Paris, 1825, 2 vol. in-8. 7 fr. 50

RAU. **Nouvel organe de la médication spécifique**, ou Exposition de l'état actuel de la méthode homœopathique, par le docteur J.-L. RAU ; suivi de nouvelles expériences sur les doses dans la pratique de l'homœopathie, par le docteur G. GROSS. Traduit de l'allemand par D.-R. Paris, 1845, in-8. 5 fr.

RAYER. **Cours de médecine comparée**, introduction, par P. RAYER, membre de l'Institut (Académie des sciences) et de l'Académie de médecine. Paris, 1863, in-8, 52 pages. 1 fr. 50

RAYER. **Traité théorique et pratique des maladies de la peau**, *deuxième édition*. Paris, 1835, 3 forts vol. in-8 avec atlas de 26 pl. gr. in-4 coloriées, cart. 88 fr.
— Le même, texte seul, 3 vol. in-8. 23 fr.
— Le même, atlas seul, avec explication raisonnée, grand in-4 cartonné. 70 fr.

L'auteur a réuni, dans un *atlas pratique* entièrement neuf, la généralité des maladies de la peau ; il les a groupées dans un ordre systématique pour en faciliter le diagnostic ; et leurs diverses formes ont été représentées avec une fidélité, une exactitude et une perfection qu'on n'avait pas encore atteintes.

RAYER. **Traité des maladies des reins**, et des altérations de la sécrétion urinaire, étudiées en elles-mêmes et dans leurs rapports avec les maladies des uretères, de la vessie, de la prostate, de l'urèthre, etc. Paris, 1839-1841, 3 forts vol. in-8. 24 fr.

RAYER. **Atlas du traité des maladies des reins**, comprenant l'anatomie pathologique des reins, de la vessie, de la prostate, des uretères, de l'urèthre, etc., ouvrage complet, 60 planches grand in-folio, contenant 300 figures dessinées d'après nature, gravées, imprimées en couleur, avec un texte descriptif. 192 fr.

RAYNAUD. **De la révulsion**, par Maurice RAYNAUD, agrégé à la Faculté de médecine de Paris, médecin des hôpitaux. Paris, 1866, in-8, 168 pages. 3 fr.

REGNAULT (Elias). **Du degré de compétence des médecins** dans les questions judiciaires relatives à l'aliénation mentale, et des théories physiologiques sur la monomanie homicide. Paris, 1830, in-8. 2 fr.

REMAK. **Galvanothérapie**, ou de l'application du courant galvanique constant au traitement des maladies nerveuses et musculaires. Traduit de l'allemand par Alphonse MORPAIN. Paris, 1860, 1 vol. in-8 de 467 pages. 7 fr.

RENOUARD (P.-V.). **Lettres philosophiques et historiques sur la médecine au XIXe siècle.** *Troisième édition*. Paris, 1861, in-8 de 240 pages. 3 fr. 50

RENOUARD (P.-V.). **De l'empirisme.** Paris, 1862, in-8 de 26 pages. 1 fr.

REVEIL (O). **Formulaire raisonné des médicaments nouveaux et des médications nouvelles**, suivi de notions sur l'aérothérapie, l'hydrothérapie, l'électrothérapie, la kinésithérapie et l'hydrologie médicale, par O. REVEIL, pharmacien en chef de l'Hôpital des Enfants, agrégé à la Faculté de médecine et à l'École de pharmacie. *Deuxième édition*. Paris, 1865, 1 vol. in-18 jésus, XII-696 p. avec 48 fig. 6 fr.

RÉVEIL (O.) **Des cosmétiques** au point de vue de l'hygiène et de la police médicale. In-8. 1 fr. 50

REVEIL (O). **Annuaire pharmaceutique.** Voyez *Annuaire*, page 5.

REVEILLÉ-PARISE. **Traité de la vieillesse**, hygiénique, médical et philosophique, ou Recherches sur l'état physiologique, les facultés morales, les maladies de l'âge avancé, et sur les moyens les plus sûrs, les mieux expérimentés, de soutenir et de prolonger l'activité vitale à cette époque de l'existence. Paris, 1853, 1 vol. in-8 de 500 p. 7 fr.

« Peu de gens savent être vieux. » (LA ROCHEFOUCAULD.)

REVEILLÉ-PARISE. **Étude de l'homme dans l'état de santé et de maladie**, par le docteur J.-H. REVEILLÉ-PARISE. *Deuxième édition*. Paris, 1845, 2 vol. in-8. 15 fr.

REY. **Les quarantaines**, maladies transmissibles et sujettes à quarantaine, système sanitaire actuel, par le docteur H. REY, médecin de la marine. Paris, 1874, in-8 de 50 pages. 1 fr. 50

REYBARD. **Mémoires sur le traitement des anus contre nature,** des plaies des intestins et des plaies pénétrantes de poitrine. Paris, 1827, in-8 avec 3 pl. 1 fr.

REYBARD. Procédé nouveau pour guérir par l'incision les **rétrécissements du canal de l'urèthre.** Paris, 1833, in-8, fig. 50 c.

REYNAUD. **Mémoire sur l'oblitération des bronches,** par A.-C. REYNAUD (du Puy). Paris, 1835, 1 vol. in-4 de 50 pages avec 5 planches lithogr. 2 fr. 50

RIBES. **Traité d'hygiène thérapeutique,** ou Application des moyens de l'hygiène au traitement des maladies, par FR. RIBES, professeur d'hygiène à la Faculté de médecine de Montpellier. Paris, 1860, 1 vol. in-8 de 828 pages. 10 fr.

RICHARD. **Histoire de la génération** chez l'homme et chez la femme, par le docteur David RICHARD. 1875, 1 vol. in-8 de 350 pages, avec 8 planches gravées en taille douce et tirées en couleur. Cartonné. 12 fr.

RICHELOT. **De la péritonite herniaire** et de ses rapports avec l'étranglement, par L. Gustave RICHELOT, ex-interne lauréat des hôpitaux de Paris, aide d'anatomie à la Faculté. 1874, 1 vol. in-8 de 88 pages. 2 fr.

RICHELOT. **Du tétanos.** 1875, in-8 de 147 pages. 3 fr.

RICHET. **Mémoire sur les tumeurs blanches,** par A. RICHET, professeur à la Faculté de médecine de Paris. Paris, 1853, 1 vol. in-4 de 297 pages avec 4 planches lithographiées. (7 fr.) 6 fr.

RICORD. **Traité complet des maladies vénériennes. Clinique iconographique** de l'hôpital des vénériens. Recueil d'observations suivies de considérations pratiques sur les maladies qui ont été traitées dans cet hôpital. Paris, 1851, 1 vol. gr. in-4 avec 66 pl. col. et portrait de l'auteur, rel. 133 fr.

RICORD. **Lettres sur la syphilis,** suivies des discours à l'Académie de médecine sur la syphilisation et la transmission des accidents secondaires, par Ph. RICORD, chirurgien consultant du Dispensaire de salubrité publique, ex-chirurgien de l'hôpital du Midi, avec une Introduction par Amédée Latour. *Troisième édition.* Paris, 1863, 1 joli vol. in-18 jésus de VI-558 pages. 4 fr.

Ces *Lettres*, par le retentissement qu'elles ont obtenu, par les discussions qu'elles ont soulevées, marquent une époque dans l'histoire des doctrines syphiliographiques.

RIDER (C.). **Étude médicale sur l'équitation.** Paris, 1870, in-8 de 36 p. 1 fr. 50

RINDFLEISCH (Édouard). **Traité d'histologie pathologique,** traduit et annoté par le docteur F. GROSS, professeur agrégé à la Faculté de médecine de Nancy. Paris, 1873, 1 vol. gr. in-8 de 739 pages avec 260 figures. 14 fr.

RISUENO D'AMADOR. **Influence de l'anatomie pathologique sur la médecine** depuis Morgagni jusqu'à nos jours, par RISUENO D'AMADOR, professeur à la Faculté de médecine de Montpellier. Paris, 1837, 1 vol. in-4 de 291 pages. 3 fr.

RITTI. **Théorie physiologique de l'hallucination,** par le docteur Ant. RITTI, ex-interne de l'asile des aliénés de Fains (Meuse). Paris, 1874, in-8 de 75 p. 2 fr.

ROBERT. **Mémoire sur les fractures du col du fémur,** accompagnées de pénétration dans le tissu spongieux du trochanter, par Alph. ROBERT, chirurgien de l'hôpital Beaujon. Paris, 1847, 1 vol. in-4 de 27 pages avec 2 planches. 1 fr. 50

ROBERT. **Nouveau traité sur les maladies vénériennes,** d'après les documents puisés dans la clinique de M. Ricord et dans les services hospitaliers de Marseille, suivi d'un Appendice sur la syphilisation et la prophylaxie syphilitique, et d'un formulaire spécial, par le docteur Melchior ROBERT, chirurgien des hôpitaux de Marseille, professeur à l'École de médecine de Marseille. Paris, 1861, in-8 de 788 pages. 9 fr.

ROBIN. **Traité du microscope,** son mode d'emploi, ses applications à l'étude des injections, à l'anatomie humaine et comparée, à l'anatomie médico-chirurgicale, à l'histoire naturelle animale et végétale et à l'économie agricole, par Ch. ROBIN, professeur à la Faculté de médecine de Paris, membre de l'Institut et de l'Académie de médecine. *Deuxième édition.* Paris, 1877, 1 vol. in-8 de 1028 pages avec 317 figures et 3 planches, cartonné. 20 fr.

ROBIN. **Anatomie et physiologie cellulaires,** ou des cellules animales et végétales, du protoplasma et des éléments normaux et pathologiques qui en dérivent. Paris, 1873, 1 vol. in-8 de 640 pages avec 83 figures, cart. 16 fr.

ROBIN. **Programme du Cours d'histologie.** *Seconde édition,* revue et développée. Paris, 1870, 1 vol. in-8, XL-416 pages. 6 fr.

ROBIN (Ch.). **Leçons sur les humeurs** normales et morbides du corps de l'homme. *Deuxième édition.* Paris, 1874, 1 vol. in-8 de XII-1008 pages avec 35 fig., cart. 18 fr.

ROBIN (Ch.). **Histoire naturelle des végétaux parasites** qui croissent sur l'homme et sur les animaux vivants. Paris, 1853, 1 vol. in-8 de 700 pages avec un bel atlas de 15 planches, dessinées d'après nature, gravées, en partie coloriées. 16 fr.

ROBIN (Ch.). **Mémoire sur l'évolution de la notocorde** des cavités des disques intervertébraux et de leur contenu gélatineux. Paris, 1868, 1 vol. in-4 de 212 p. avec 12 planches gravées. 12 fr.

ROBIN (Ch.). **Mémoire contenant la description anatomo-pathologique des diverses espèces de cataractes** capsulaires et lenticulaires. Paris, 1859, 1 vol. in-4 de 62 pages. 2 fr.

ROBIN (Ch.). **Mémoire sur les modifications de la muqueuse utérine** pendant et après la grossesse. Paris, 1861, 1 vol. in-4 avec 5 planches lithogr. 4 fr. 50

ROBIN (Ch.). **Mémoire sur la rétraction, la cicatrisation et l'inflammation des vaisseaux ombilicaux** et sur le système ligamenteux qui leur succède. Paris, 1860, 1 vol. in-4 avec 5 planches lithographiées. 3 fr. 50

ROBIN (Ch.). **Mémoire sur les objets qui peuvent être conservés en préparations microscopiques** transparentes et opaques. Paris, 1856, in-8, 64 p. avec fig. 2 fr.

ROBIN et **LITTRÉ**. Voyez DICTIONNAIRE DE MÉDECINE, *treizième édition*, page 16.

ROBIN et **VERDEIL**. **Traité de chimie anatomique et physiologique** normale et pathologique, ou Des principes immédiats normaux et morbides qui constituent le corps de l'homme et des mammifères, par CH. ROBIN et F. VERDEIL. Paris, 1853, 3 forts volumes in-8 avec atlas de 45 planches en partie coloriées. 36 fr.

ROCHARD. **Histoire de la chirurgie française au XIXe siècle**, étude historique et critique sur les progrès faits en chirurgie et dans les sciences qui s'y rapportent, depuis la suppression de l'Académie royale de chirurgie jusqu'à l'époque actuelle, par le docteur Jules ROCHARD, directeur du service de santé de la marine. Paris, 1875, 1 vol. in-8 de XVI-800 pages. 12 fr.

ROCHARD (J.). **De l'influence de la navigation et des pays chauds sur la marche de la phthisie pulmonaire**. Paris, 1856, in-4 de 94 pages. 4 fr.

ROCHARD (J.). **Étude synthétique sur les maladies endémiques**. Paris, 1871, in-8 de 90 pages. 2 fr.

ROCHARD (J.). Voyez SAUREL.

ROCHE (L.-Ch.) et **SANSON** (J.-L.) **Nouveaux éléments de pathologie médico-chirurgicale**. *Quatrième édition*. Paris, 1844, 5 vol. in-8. (36 fr.) 8 fr.

ROUSSEL. **Traité de la pellagre et des pseudo-pellagres**, par le docteur Théophile ROUSSEL, ancien interne et lauréat des hôpitaux de Paris. *Ouvrage couronné par l'Institut de France (Académie des sciences)*. Paris, 1866, in-8, XVI-665 pag. 10 fr.

ROUX. **De l'arthrite tuberculeuse**. Démonstration de l'existence de cette affection par inoculation de produits synoviaux ; étude accompagnée d'observations recueillies à l'Hôtel-Dieu de Lyon, par le docteur J. ROUX, ancien innerne des hôpitaux de Lyon. 1875, in-8 de 49 pages. 1 fr. 50

ROUX. **De l'ostéomyélite et des amputations secondaires**, par Jules ROUX, inspecteur du service de santé de la marine. Paris, 1860, in-4 avec 6 planches. 5 fr.

ROYER-COLLARD (H.). **Des tempéraments**, considérés dans leurs rapports avec la santé, par Hippolyte ROYER-COLLARD, professeur de la Faculté de médecine de Paris. Paris, 1843, 1 vol. in-4 de 35 pages. 2 fr.

ROYER-COLLARD (H.). **Organoplastie hygiénique**, ou Essai d'hygiène comparée, sur les moyens de modifier artificiellement les formes vivantes par le régime. Paris, 1843, 1 vol. in-4 de 24 pages. 1 fr.

ROYET (E.). **De l'inversion du testicule**. Paris, 1859, in-8, 55 p. 1 fr.

SABATIER (R.-C.). **De la médecine opératoire**. *Deuxième édition*, par L. BÉGIN et SANSON. Paris, 1832, 4 vol. in-8. 5 fr.

SAINT-VINCENT. **Nouvelle médecine des familles** à la ville et à la campagne, à l'usage des familles, des maisons d'éducation, des écoles communales, des curés, des sœurs hospitalières, des dames de charité et de toutes les personnes bienfaisantes qui se dévouent au soulagement des malades : remèdes sous la main, premiers soins avant l'arrivée du médecin et du chirurgien, art de soigner les malades et les convalescents, par le docteur A.-C. DE SAINT-VINCENT. *4e édition* Paris, 1877, 1 vol. in-18 jésus de 448 pages avec 142 figures, cart. 3 fr. 50

Ouvrage approuvé par N.N. S.S. les archevêques d'Albi, de Bourges, de Toulouse et l'évêque d'Arras.

SAINTE-MARIE. **Dissertation sur les médecins poëtes**. Paris, 1835, in-8. 2 fr.

SAISON (F.-A.). **Du bromure de potassium** et de son antagonisme avec la strychnine. Paris, 1868, in-8, 59 pages. 2 fr.

SALVERTE. **Des sciences occultes,** ou Essai sur la magie, les prodiges et les miracles, par Eusèbe SALVERTE. *Troisième édition*, précédée d'une Introduction par Émile LITTRÉ. Paris, 1856, 1 vol. gr. in-8 de 550 pag. avec un portrait. 7 fr. 50

SANSON. **Des hémorrhagies traumatiques**, par L.-J. SANSON, professeur à la Faculté de médecine, chirurgien de la Pitié. Paris, 1836, in-8, figures coloriées. 1 fr. 50

SANSON. **De la réunion immédiate des plaies**, de ses avantages et de ses inconvénients, par L.-J. SANSON. Paris, 1834, in-8. 75 c.

SARAZIN (Ch.). **Essai sur les hôpitaux de Londres.** Paris, 1866, in-8 de 32 p. avec figures. 1 fr. 25

SAUCEROTTE (Constant). **Quelle a été l'influence de l'anatomie pathologique sur la médecine** depuis Morgagni jusqu'à nos jours? Paris, 1837, in-4. 2 fr. 50

SAUREL (L.). **Traité de chirurgie navale,** par le docteur L. SAUREL, ex-chirurgien de deuxième classe de la marine, professeur agrégé à la Faculté de médecine de Montpellier, suivi d'un Résumé de leçons sur le **service chirurgical de la flotte,** par le docteur J. ROCHARD, directeur du service de santé de la marine. Paris, 1861, in-8 de 600 pages avec 106 figures. 8 fr.

SAUREL (L.). **Du microscope** au point de vue de ses applications à la connaissance et au traitement des maladies chirurgicales. Paris, 1857, in-8, 148 pages. 2 fr. 50

SCHATZ. **Étude sur les hôpitaux sous tentes,** par le docteur J. SCHATZ. Paris, 1870, in-8 de 70 pages avec figures. 2 fr. 50

SCHIFF. **De l'inflammation et de la circulation,** par le professeur M. SCHIFF. Traduction de l'italien, par le docteur R. GUICHARD DE CHOISITY, médecin des hôpitaux de Marseille. Paris. 1873, 1 vol. in-8 de 96 pages. 3 fr.

SCHIFF. **La pupille considérée comme esthésiomètre,** traduction de l'italien, par le docteur R. GUICHARD DE CHOISITY, médecin-adjoint de Marseille, etc. Paris, 1875, in-8 de 35 pages. 1 fr. 25

SCHPERK. **Recherches statistiques sur la syphilis** dans la population féminine de Saint-Pétersbourg, par le docteur E. SCHPERK, médecin en chef de l'hôpital Kalinkinsky. Traduction du russe, par MM. Poray-Koschitz et Ch. Schwartz. 1875, in-8, 45 pages, avec 5 figures. 1 fr. 50

SÉDILLOT (Ch.) et LEGOUEST. **Traité de médecine opératoire,** bandages et appareils, par Ch. SÉDILLOT, médecin inspecteur des armées, professeur à la Faculté de médecine de Strasbourg, membre de l'Institut, et L. LEGOUEST, inspecteur du service de santé des armées. *Quatrième édition*. Paris, 1870, 2 vol. gr. in-8 de 600 pages chacun avec figures intercalées dans le texte et en partie coloriées. 20 fr.

SÉDILLOT (Ch.). **Contributions à la chirurgie.** Paris, 1869, 2 vol. in-8 avec fig. 24 fr.

SÉDILLOT (Ch.). **De l'évidement sous-périosté des os.** *Deuxième édition*. Paris, 1867, 1 vol. in-8 avec planches polychromiques. 14 fr.

SÉDILLOT (J.). **Mémoire sur les revaccinations.** Paris, 1840, 1 vol. in-4 de 108 pages avec 4 planches lithographiées. 2 fr. 50

SÉE (Germ.). **De la chorée,** rapports du rhumatisme et des maladies du cœur avec les affections nerveuses et convulsives, par G. SÉE, professeur de clinique médicale à la Faculté de médecine de Paris. Paris, 1850, in-4, 154 p. 3 fr. 50

SEGOND. **De l'action comparative du régime animal** et du régime végétal sur la constitution physique et sur le moral de l'homme. Paris, 1850, in-4, 72 p. 2 fr. 50

SEGOND. **Histoire et systématisation générale de la biologie,** principalement destinées à servir d'introduction aux études médicales, par L.-A. SEGOND, professeur agrégé de la Faculté de médecine de Paris. Paris, 1851, in-12 de 200 pages. 2 fr. 50

SEGUIN. **Traitement moral, hygiène et éducation des idiots** et autres enfants arriérés ou retardés dans leur développement, agités de mouvements involontaires, débiles, muets non sourds, bègues, etc., par Ed. SÉGUIN, ex-instituteur des enfants idiots de l'hospice de Bicêtre, etc. Paris, 1846, 1 vol. in-12 de 750 pages. 6 fr.

SENAC-LAGRANGE (C.). **De l'épuisement dans les états morbides** et principalement dans la fièvre catarrhale. Paris, 1872, in-8 de 72 p. 2 fr.

SERRES (E.). **Recherches d'anatomie** transcendante et pathologique; théorie des formations et des déformations organiques appliquées à l'anatomie de la duplicité monstrueuse, par E. SERRES, membre de l'Institut de France. Paris, 1832, in-4, accompagné d'un atlas de 20 planches in-folio. 20 fr.

SERRES (E.). **Anatomie comparée transcendante, principes d'embryogénie**, de zoogénie et de tératogénie. Paris, 1859, 1 vol. in-4 de 942 pages avec 26 planches. 16 fr.

SICHEL. **Iconographie ophthalmologique**, ou Description avec figures coloriées des maladies de l'organe de la vue, comprenant l'anatomie pathologique, la pathologie et la thérapeutique médico-chirurgicale, par le docteur J. SICHEL. Paris, 1852-1859. *Ouvrage complet*, 2 vol. grand in-4 dont 1 volume de 840 pages de texte, et 1 vol. de 80 planches coloriées avec un texte descriptif. 172 fr. 50
Demi-reliure des deux volumes, dos de maroquin, tranche supérieure dorée. 15 fr.

Cet ouvrage est complet en 23 livraisons, dont 20 composées chacune de 28 pages de texte in-4 et de 4 planches dessinées d'après nature, gravées, imprimées en couleur, retouchées au pinceau, et 3 (17 bis, 18 bis *et* 20 bis) de texte complémentaire. Prix de chaque livraison. 7 fr. 50
On peut se procurer séparément les dernières livraisons.

SIEBOLD. **Lettres obstétricales**, par Ed. Caspar SIEBOLD, professeur à l'Université de Göttingue, traduites de l'allemand, avec une introduction et des notes, par M. Stoltz. Paris, 1867, 1 vol. in-18 jésus de 268 pages. 2 fr. 50

SILBERT (P.). **De la saignée dans la grossesse.** Paris, 1857, 1 vol. in-4. 2 fr.

SIMON (Jules). **Des maladies puerpérales**, par M. Jules SIMON, médecin des hôpitaux. Paris, 1866, in-8, 184 p. 3 fr.

SIMON (Léon). **Leçons de médecine homœopathique**, par le docteur Léon SIMON père. Paris, 1835, 1 fort vol. in-8. 3 fr.

SIMON (Léon). **Des maladies vénériennes et de leur traitement homœopathique**, par le docteur Léon SIMON fils. Paris, 1860, 1 vol. in-18 jésus, XII-744 pages. 6 fr.

SIMON (Léon). **Cours de médecine homœopathique** (1867-1868). De l'unité de la doctrine de Hahnemann. Paris, 1869, in-8 de 156 pages. 3 fr.

SIMON (Léon). **Conférences sur l'homœopathie.** Paris, 1869. 1 vol. in-8 de LXIV-320 pages. 5 fr.

SIMON (Max). **Du vertige nerveux** et de son traitement. Paris, 1858, 1 vol. in-4 de 150 pages. 3 fr.

SIMPSON. **Clinique obstétricale et gynécologique**, par sir James Y SIMPSON, professeur d'accouchements à l'Université d'Édimbourg, ouvrage édité par J. Watt Black, traduit et annoté par le docteur G. Chantreuil, professeur agrégé de la Faculté de médecine de Paris. 1874, 1 vol. grand in-8 de 820 p. avec fig. 12 fr.

SIRY (A.). **Le premier âge de l'éducation physique**, morale et intellectuelle de l'enfant, par le Dr A. SIRY, médecin des salles d'asile et des crèches. Paris, 1873, in-18 jésus. 1 fr. 25

SOEMMERRING (S.-T.). **Traité d'ostéologie et de syndesmologie**, suivi d'un Traité de mécanique des organes de la locomotion, par G. et E. WEBER. Paris, 1843, in-8 avec atlas in-4 de 17 planches. 6 fr.

SOUBEIRAN. **Nouveau dictionnaire des falsifications** et des altérations des aliments, des médicaments et de quelques produits employés dans les arts, l'industrie et l'économie domestique, exposé des moyens scientifiques et pratiques d'en reconnaître le degré de pureté, l'état de conservation, de constater les fraudes dont ils sont l'objet, par J. Léon SOUBEIRAN, professeur à l'École supérieure de pharmacie de Montpellier. Paris, 1874, 1 beau vol. gr. in-8 de 640 pages, avec 218 figures. Cart. 14 fr.

SPERINO. **La syphilisation** étudiée comme méthode curative et comme moyen prophylactique des maladies vénériennes, traduit de l'italien par A. TRESAL. Turin, 1853, in-8. 2 fr.

STOLTZ. **Histoire d'une opération césarienne** pratiquée avec succès pour la mère et l'enfant, par STOLTZ, doyen de la Faculté de Nancy. Paris, 1836, in-4. 1 fr. 50

STRAUS. **Des contractures**, par le docteur Isidore STRAUS, médecin des hôpitaux. 1875, in-8 de 93 pages. 2 fr. 50

SWAN. **La névrologie**, ou Description anatomique des nerfs du corps humain, traduit de l'anglais par E. CHASSAIGNAC. Paris, 1838, in-4 avec 25 pl. Cart. 24 fr.

SYPHILIS VACCINALE (de la). Communications à l'Académie de médecine, par MM. DEPAUL, RICORD, BLOT, Jules GUÉRIN, TROUSSEAU, DEVERGIE, BRIQUET, GIBERT, BOUVIER, BOUSQUET, suivies de mémoires sur la transmission de la syphilis par la vaccination et la vaccination animale, par MM. A. VIENNOIS (de Lyon), PELLIZARI (de Florence), PALASCIANO (de Naples), PHILLIPEAUX (de Lyon) et AUZIAS-TURENNE. Paris, 1865, in-8 de 392 pages. 6 fr.

TARDIEU (A.). **Médecine légale :** Empoisonnement, folie, pendaison, attentats aux mœurs, avortement, infanticide, identité, monstruosités. 8 vol. in-8. 45 fr.

TARDIEU (A.). **Dictionnaire d'hygiène publique et de salubrité**, ou Répertoire de toutes les Questions relatives à la santé publique, considérées dans leurs rapports avec les Subsistances, les Épidémies, les Professions, les Établissements, institutions d'Hygiène et de Salubrité, complété par le texte des Lois, Décrets, Arrêtés, Ordonnances et Instructions qui s'y rattachent, par le docteur Ambroise TARDIEU, professeur de médecine légale à la Faculté de médecine de Paris, président du Comité consultatif d'hygiène publique. *Deuxième édition.* Paris, 1862, 4 forts vol. gr. in-8. 32 fr.
Ouvrage couronné par l'Institut de France.

TARDIEU (A.). **Étude médico-légale et clinique sur l'empoisonnement**, avec la collaboration de Z. Roussin, pharmacien-major de 1re classe, professeur agrégé à l'École du Val-de-Grâce, pour la *partie de l'expertise médico-légale relative à la recherche chimique des poisons.* 2e édit. Paris, 1875, in-8 de XXII-1072 p. avec 53 figures et 2 planches. 14 fr.

TARDIEU (A.). **Étude médico-légale sur la folie.** Paris, 1872, 1 vol. in-8 de XXII-610 pages avec quinze fac-simile d'écriture d'aliénés. 7 fr.

TARDIEU (A.). **Étude médico-légale sur la pendaison, la strangulation et la suffocation.** Paris, 1870, 1 vol. in-8 de XII-352 pages avec planches. 5 fr.

TARDIEU (A.). **Étude médico-légale sur les attentats aux mœurs.** *Sixième édition.* Paris, 1872, in-8 de VIII-304 pages avec 4 pl. gravées. 4 fr. 50

TARDIEU (A.). **Étude médico-légale sur l'avortement**, suivie d'une note sur l'obligation de déclarer à l'état civil les fœtus mort-nés, et d'observations et recherches pour servir à l'histoire médico-légale des grossesses fausses et simulées. *Troisième édition.* Paris, 1868, in-8, VIII-280 pages. 4 fr.

TARDIEU (A.). **Étude médico-légale sur l'infanticide.** Paris, 1868, 1 vol. in-8 avec 3 planches coloriées. 6 fr.

TARDIEU (A.). **Question médico-légale de l'identité** dans ses rapports avec les vices de conformation des organes sexuels, contenant les souvenirs et impressions d'un individu dont le sexe avait été méconnu. *Deuxième édition.* Paris, 1874, 1 vol. in-8 de 176 pages. 3 fr.

TARDIEU (A.). **Relation médico-légale de l'affaire Armand** (de Montpellier). Simulation de tentative homicide (commotion cérébrale et strangulation). Paris, 1864, in-8 de 80 pages. 2 fr.

TARDIEU (A.). **Étude hygiénique** sur la profession de **mouleur en cuivre**, pour servir à l'histoire des professions exposées aux poussières inorganiques. Paris, 1855, in-12. 1 fr. 25

TARDIEU (A.) et LAUGIER. **Contribution à l'histoire des monstruosités**, considérées au point de vue de la médecine légale, à l'occasion de l'exhibition publique du monstre pygopage Millie-Christine. 1874, in-8, 32 pages avec 4 figures. 1 fr. 50

TARNIER. **De la fièvre puerpérale** observée à l'hospice de la Maternité, par le docteur Stéphane TARNIER. Paris, 1858, in-8 de 216 pages. 3 fr. 50

TERME et MONFALCON (J.-B.). **Histoire statistique et morale des enfants trouvés.** Paris, 1838, 1 vol. in-8. 3 fr.

TERRILLON. **De l'expectoration albumineuse après la thoracentèse.** Paris, 1873, in-8 de 86 pages. 2 fr.

TESTE (A.). **Comment on devient homœopathe.** *Troisième édition.* Paris, 1873, in-18 jésus, 322 pages. 3 fr. 50

TESTE (A.). **Le magnétisme animal expliqué**, ou Leçons analytiques sur la nature essentielle du magnétisme, sur ses effets, son histoire, ses applications, les diverses manières de le pratiquer, etc. Paris, 1845, in-8. 7 fr.

TESTE (A.). **Manuel pratique de magnétisme animal.** Exposition méthodique des procédés employés pour produire les phénomènes magnétiques et leur application à l'étude et au traitement des maladies. *4e édit.* Paris, 1853, in-12. 4 fr.

TESTE (A.). **Traité homœopathique des maladies aiguës et chroniques des enfants.** *2e édit.*, revue et augm. Paris, 1856, in-18 de 420 pages. 4 fr. 50

TESTE (A.). **Systématisation pratique de la matière médicale homœopathique.** Paris, 1853, 1 vol. in-8 de 600 pages. 8 fr.

THÉRAPEUTIQUE (Traité de) et de matière médicale, par G.-A. GIACOMINI, traduit de l'italien par MOJON et ROGNETTA. Paris, 1842, 1 vol. in-8, 592 p. à 2 col. 5 fr.

THOMPSON. **Traité pratique des maladies des voies urinaires**, par sir Henry THOMPSON, professeur de clinique chirurgicale et chirurgien à University College Hospital, membre correspondant de la Société de chirurgie de Paris, traduit avec l'autorisation de l'auteur et annoté par Éd. Martin, Éd. Labarraque et V. Campenon, internes des hôpitaux de Paris, suivi des **Leçons cliniques sur les maladies des voies urinaires**, traduites et annotées par les docteurs Jude Hue et F. Gignoux. Paris, 1874, 1 vol. gr. in-8 de 1020 pages avec 280 fig., cartonné. 20 fr.

THOMSON. **Traité médico-chirurgical de l'inflammation**; traduit de l'anglais avec des notes, par F.-G. BOISSEAU et JOURDAN. Paris, 1827, 1 fort vol. in-8. 3 fr.

TIEDEMANN. **Traité complet de physiologie** de l'homme, traduit de l'allemand par A.-J.-L. JOURDAN. Paris, 1831, 2 vol. in-8. 3 fr. 50

TIEDEMANN et GMELIN. **Recherches expérimentales**, physiologiques et chimiques sur **la digestion**; traduites de l'allemand. Paris, 1827, 2 vol. in-8. 3 fr.

TOMMASSINI. **Précis de la nouvelle doctrine médicale italienne**. Paris, 1822, 1 vol. in-8. 2 fr. 50

TOPINARD (Paul). **De l'ataxie locomotrice** et en particulier de la maladie appelée ataxie locomotrice progressive. Paris, 1864, in-8 de 576 pages. 8 fr.

TORTI (F.). **Therapeutice specialis ad febres periodicas perniciosas**; nova editio, curantibus TOMBEUR et O. BRIXHE. Leodii, 1821, 2 vol. in-8, fig. 8 fr.

TOULMOUCHE (A.). **Études sur l'infanticide et la grossesse** cachée ou simulée, par A. TOULMOUCHE, professeur à l'école de médecine et de pharmacie de Rennes. Paris, in-8 de 134 pages. 3 fr.

TRÉLAT. **Recherches historiques sur la folie**, par U. TRÉLAT, médecin de l'hospice de la Salpêtrière. Paris, 1839, in-8. 3 fr.

TRIBES. **De la complication diphthéroïde contagieuse des plaies**, de sa nature et de son traitement. Paris, 1872, in-8, 64 p. 2 fr.

TRIDEAU. **Traitement de l'angine couenneuse** par les balsamiques, par M. H. TRIDEAU, médecin à Andenillé. 1874, in-8 de 150 pages. 2 fr.

TRIPIER. **Manuel d'électrothérapie**. Exposé pratique et critique des applications médicales et chirurgicales de l'électricité, par le docteur Aug. TRIPIER. Paris, 1861, 1 joli vol. in-18 jésus avec 100 figures. 6 fr.

TRIPIER. **Lésions de forme et de situation de l'utérus**, leurs rapports avec les affections nerveuses de la femme et leur traitement, par le docteur A. TRIPIER. 2e édit. 1874, 1 vol. gr. in-8 de 100 pages avec figures. 3 fr.

TROUSSEAU. **Clinique médicale de l'Hôtel-Dieu de Paris**, par A. TROUSSEAU, professeur à la Faculté de médecine de Paris, médecin de l'Hôtel-Dieu. *Quatrième édition*. Paris, 1872, 3 vol. in-8 de chacun 800 pages avec un portrait de l'auteur. 32 fr.

Parmi les additions les plus considérables apportées à la quatrième édition, on peut citer les recherches sur la température dans les maladies et en particulier dans les fièvres éruptives et la dothiénentérie, la dégénérescence granuleuse et cireuse des muscles, et la leucocythose, dans la fièvre typhoïde, la forme spinale et cérébro-spinale de cette affection, l'application du sphygmographe aux maladies du cœur et à l'épilepsie, du laryngoscope aux lésions du larynx, de l'ophthalmoscope aux affections du cerveau. Indépendamment de ces additions, un grand nombre de leçons ont été retouchées, quelques-unes même refondues; ainsi, celles sur l'*aphonie* et la *cautérisation du larynx*, la *rage*, l'*alcoolisme*, l'*aphaxie*, la *maladie d'Addison*, l'*adénie*, l'*hématocèle pelvienne*, l'*infection puerpérale* et la *phlegmatia alba dolens*. Des observations de malades ont été ajoutées toutes les fois qu'elles apportaient une clarté plus grande ou de nouvelles notions. (Extrait de l'avertissement de la 4e édition.)

Le portrait de M. le professeur **Trousseau**, photographie Nadar, héliographie Baudran et de la Blanchère, format de la *Clinique médicale de l'Hôtel-Dieu*. 1 fr.

Grand portrait, format colombier sur papier de Chine, franco d'emballage. 5 fr.

TROUSSEAU et BELLOC (H.). **Traité pratique de la phthisie laryngée**, de la laryngite chronique et des maladies de la voix. *Ouvrage couronné par l'Académie de médecine*. Paris, 1837, 1 vol. in-8 avec 9 planches, figures noires. 7 fr.

— Le même, figures coloriées. 10 fr.

TURCK (L.). **Méthode pratique de laryngoscopie**, par le docteur Ludwig TURCK, médecin en chef de l'hôpital général de Vienne. Édition française. Paris, 1861, in-8 de 80 pages avec une planche lithographiée et 29 figures. 3 fr. 50

TURCK (L.). **Recherches cliniques sur diverses maladies du larynx, de la trachée et du pharynx**, étudiées à l'aide du laryngoscope. Paris, 1862, in-8 de VIII-100 pages. 2 fr. 50

VACHER. **Causes, hygiène et traitement des maladies chroniques**, ou Essai sur l'acidisme et l'alcalinisme, par le docteur J. VACHER, médecin consultant aux eaux de Cauterets. 1875, 1 vol. in-8 de 416 pages. 6 fr.

VALENTIN (G.). **Traité de névrologie.** Paris, 1843, in-8 avec figures. 4 fr.

VALETTE. **Clinique chirurgicale** de l'Hôtel-Dieu de Lyon, par A.-D. VALETTE, professeur de clinique chirurgicale à l'École de médecine de Lyon. Paris, 1875, 1 vol. in-8 de 720 pages, avec figures. 12 fr.

VALLEIX. **Guide du médecin praticien**, ou Résumé général de pathologie interne et de thérapeutique appliquées, par le docteur F.-L.-I. VALLEIX, médecin de l'hôpital de la Pitié. *Cinquième édition*, contenant le résumé des travaux les plus récents, par P. LORAIN, médecin des hôpitaux de Paris, professeur agrégé de la Faculté de médecine de Paris, avec le concours de médecins civils et de médecins appartenant à l'armée et à la marine. Paris, 1866, 5 volumes grand in-8 de chacun 800 pages avec figures. 50 fr.

Table des matières. — Tome I : fièvres, maladies générales, constitutionnelles, névroses ; tome II : maladies des centres nerveux et des nerfs, maladies des voies respiratoires; tome III : maladies des voies circulatoires; tome IV : maladies des voies digestives et de leurs annexes, maladies des voies génito-urinaires ; tome V : maladies des femmes, maladies du tissu cellulaire et de l'appareil locomoteur, affections et maladies de la peau, maladies des yeux, maladies des oreilles, intoxications.

VALLEIX (F.-L.-I.) **Clinique des maladies des enfants nouveau-nés.** Paris, 1838, 1 vol. in-8 avec 2 planches coloriées. 8 fr. 50

VALLEIX (F.-L.-I.). **Traité des névralgies**, ou affections douloureuses des nerfs. Paris, 1841, in-8. 8 fr.

VELPEAU. **Nouveaux éléments de médecine opératoire**, par A.-A. VELPEAU, membre de l'Institut, chirurgien de l'hôpital de la Charité, professeur à la Faculté de médecine de Paris. *Deuxième édition*. Paris, 1839, 4 vol. in-8 de chacun 800 pages avec 191 fig. et atlas in-4 de 22 planches, fig. noires. (40 fr.) 15 fr.

— Figures coloriées. 40 fr.

VELPEAU. **Recherches anatomiques, physiologiques et pathologiques sur les cavités closes naturelles ou accidentelles de l'économie animale.** Paris, 1843, in-8 de 208 pages. 3 fr. 50

VELPEAU. **Traité complet d'anatomie chirurgicale**, générale et topographique du corps humain. *Troisième édition*. Paris, 1837, 2 vol. in-8 avec atlas de 17 planches in-4. (20 fr.) 9 fr.

VELPEAU. **Expériences sur le traitement du cancer.** Paris, 1859, in-8. 1 fr.

VELPEAU. **Exposition d'un cas remarquable de maladie cancéreuse** avec oblitération de l'aorte. Paris, 1825, in-8. 2 fr. 50

VELPEAU. **De l'opération du trépan** dans les plaies de la tête. Paris, 1834, in-8. 2 fr.

VERGNE (A.). **Du tartre dentaire** et de ses concrétions. Paris, 1869, grand in-8, 52 pages avec 1 planche. 2 fr.

VERNE. **Étude sur le Boldo**, par Claude VERNE, pharmacien de 1re classe, 1874. In-8 de 52 pages avec une planche coloriée. 2 fr.

VERNEAU (R.). **Le bassin dans les sexes et dans les races**, par le docteur R. VERNEAU, préparateur d'anthropologie au Muséum d'histoire naturelle. Paris, 1875, in-8 de 156 pages, avec 16 planches. 6 fr.

VERNEUIL. **De la gravité des lésions traumatiques et des opérations chirurgicales chez les alcooliques**, communications à l'Académie de médecine, par MM. VERNEUIL, HARDY, GUBLER, GOSSELIN, BÉHIER, RICHET, CHAUFFARD et GIRALDÈS. Paris, 1871, in-8 de 160 pages. 3 fr.

VERNOIS (Max.). **Traité pratique d'hygiène industrielle et administrative**, comprenant l'étude des établissements insalubres, dangereux et incommodes, par Maxime VERNOIS, membre de l'Académie de médecine. Paris, 1860, 2 vol. in-8. 16 fr.

VERNOIS (Max.). **De la main des ouvriers et des artisans** au point de vue de l'hygiène et de la médecine légale. Paris, 1862, in-8 avec 4 planches chromolithographiées. 3 fr. 50

VERNOIS (Max.). **État hygiénique des lycées de l'Empire en** 1867. Paris, 1868, in-8. 2 fr. 50

VERNOIS (Max.) et BECQUEREL (A.). **Analyse du lait des principaux types de vaches, chèvres, brebis, bufflesses.** Paris, 1857, in-8 de 35 pages. 1 fr.

VERNOIS (Max.) et GRASSI. Mémoires sur les appareils de **ventilation et de chauffage** établis à l'hôpital Necker, d'après le système Van Hecke. Paris, 1859, in-8. 1 fr. 50

VIDAL (A.). **Traité de pathologie externe et de médecine opératoire**, avec des Résumés d'anatomie des tissus et des régions, par A. VIDAL (de Cassis), chirurgien de l'hôpital du Midi, professeur agrégé à la Faculté de médecine de Paris, etc. *Cinquième édition*, par S. FANO, professeur agrégé de la Faculté de médecine de Paris. Paris, 1861, 5 vol. in-8 de chacun 850 pages avec 761 figures. 40 fr.

Le Traité de pathologie externe de M. Vidal (de Cassis), dès son apparition, a pris rang parmi les livres classiques; il est devenu entre les mains des élèves un guide pour l'étude, et les maîtres le considèrent comme le *Compendium du chirurgien praticien*, parce qu'à un grand talent d'exposition dans la description des maladies, l'auteur joint une puissante force de logique dans la discussion et dans l'appréciation des méthodes et procédés opératoires. La *cinquième édition* a reçu des augmentations tellement importantes, qu'elle doit être considérée comme un ouvrage neuf; et ce qui ajoute à l'*utilité pratique* du *Traité de pathologie externe*, c'est le grand nombre de figures intercalées dans le texte. Ce livre est le seul ouvrage complet où soit représenté l'état actuel de la chirurgie.

VIDAL (A.). **Essai sur un traitement méthodique de quelques maladies de l'utérus**, injections intra-vaginales et intra-utérines. Paris, 1840, in-8. 75 c.

VIDAL (A.). **De la cure radicale du varicocèle** par l'enroulement des veines du cordon spermatique. *Deuxième édition.* Paris, 1850, in-8. 75 c.

VIDAL (A.). **Des inoculations syphilitiques.** Paris, 1849, in-8. 1 fr. 25.

VIDAL (Paul). **Essai de prophylaxie des fièvres chirurgicales**, par le docteur Paul VIDAL. Paris, 1872, in-8 de 58 pages. 1 fr. 50

VILLEMIN. **Études sur la tuberculose**, preuves rationnelles et expérimentales de sa spécificité et de son inoculation, par J.-A. VILLEMIN, professeur à l'École du Val-de-Grâce. Paris, 1868, 1 vol. in-8 de 640 pages. 8 fr.

VILLERMÉ. **Mémoire sur la mortalité** en France dans la classe aisée et dans la classe indigente, par L.-R. VILLERMÉ, membre de l'Institut. Paris, 1828, 1 vol. in-4 de 47 pages. 1 fr. 50

VIMONT (J.). **Traité de phrénologie** humaine et comparée. Paris, 1835, 2 vol. in-4 avec atlas in-folio de 134 planches contenant plus de 700 figures. (450 fr.) 150 fr.

VIRCHOW. **La pathologie cellulaire** basée sur l'étude physiologique et pathologique des tissus, par R. VIRCHOW, professeur à la Faculté de Berlin, médecin de la Charité. Traduction française, faite sous les yeux de l'auteur par le docteur P. PICARD. *Quatrième édition*, revue, corrigée et complétée en conformité de la quatrième édition allemande par Is. STRAUS, chef de clinique de la Faculté de médecine. Paris, 1874, 1 vol. in-8 de XXVIII-417 pages avec 157 figures. 9 fr.

VIRENQUE. **De la perte de la sensibilité générale** et spéciale d'un côté du corps (hémianesthésie), et de ses relations avec certaines lésions des centres opto-striés, par le docteur L.-A. VIRENQUE. Paris, 1874, in-8 de 40 p. avec une pl. 1 fr.

VIREY. **De la physiologie** dans ses rapports avec la philosophie. Paris, 1844, in-8. 3 fr.

VOGEL (J.). **Traité d'anatomie pathologique générale.** Paris, 1847, in-8. 4 fr.

VOISIN (Aug.). **De l'hématocèle rétro-utérine** et des épanchements sanguins non enkystés de la cavité péritonéale du petit bassin, considérés comme accidents de la menstruation, par Auguste VOISIN, médecin de l'hospice de la Salpêtrière. Paris, 1860, in-8 de 368 pages avec une planche. 4 fr. 50

VOISIN. (Aug.). **Le service des secours publics**, à Paris et à l'étranger. Paris, 1873, in-8 de 54 pages. 1 fr. 50

VOISIN (F.). **Des causes morales et physiques des maladies mentales**, et de quelques autres affections nerveuses, telles que l'hystérie, la nymphomanie et le satyriasis, par F. VOISIN, médecin de l'hospice de Bicêtre. Paris, 1826, in-8. 7 fr.

VOISIN (F.). **Études sur la nature de l'homme**; quelles sont ses facultés? quel en est le nom? quel en est le nombre? quel en doit être l'emploi? Paris, 1867, 3 vol. gr. in-8. Prix de chaque. 7 fr. 50

VOISIN (F.). **Du droit d'exercice et d'application de toutes les facultés de la tête humaine.** Paris, 1870, 1 vol. in-8, XII-177 pages. 3 fr. 50

WARLOMONT. **Louise Lateau**, rapport médical sur la stigmatisée de Bois-d'Haine, par le docteur WARLOMONT. 1875, 1 vol. in-8 de 194 pages. 4 fr.

WEBER. **Codex des médicaments homœopathiques**, ou Pharmacopée pratique et raisonnée à l'usage des médecins et des pharmaciens, par George P.-F. WEBER, pharmacien homœopathe. Paris, 1854, un beau vol. in-12 de 440 pages. 6 fr.

WEDDELL (H.-A.). **Histoire naturelle des quinquinas.** Paris, 1849, 1 vol. in-folio avec une carte et 32 planches, dont 3 coloriées. 60 fr.

WEHENKELL. **Éléments d'anatomie et de physiologie pathologiques générales : nosologie**, par le docteur WEHENKELL, professeur à l'École de Cureghem. 1874, 1 vol. in-8 de 320 pages. 7 fr. 50

WEISS. **Des réductions de l'inversion utérine consécutive à la délivrance.** Paris, 1873, 1 vol. in-8 de 76 pages. 1 fr. 50

WETTERWALD (Maurice). **Le vétérinaire du foyer**, ou Traité des diverses maladies de nos principaux animaux domestiques, indiquant les caractères exacts, le diagnostic, le pronostic et le traitement. Paris, 1872, 1 vol. in-8, 196 pages. 2 fr. 50

WILLIAMS. **Étude sur les effets des climats chauds** dans le traitement de la consomption pulmonaire, par le docteur Chas.-Th. WILLIAMS, traduction de l'anglais et notes, par le docteur Émile NICOLAS-DURANTY. Paris, 1874, in-8 de 35 pages. 1 fr. 25

WOILLEZ. **Dictionnaire de diagnostic médical,** comprenant le diagnostic raisonné de chaque maladie, leurs signes, les méthodes d'exploration et l'étude du diagnostic par organe et par région, par E.-J. WOILLEZ, médecin de l'hôpital Lariboisière. *Deuxième édition.* Paris, 1870, in-8 de VI-1114 pages avec 310 figures. 16 fr.

WUNDT. **Traité élémentaire de physique médicale,** par le docteur WUNDT, professeur à l'Université de Heidelberg, traduit avec de nombreuses additions, par le docteur Ferd. Monoyer, professeur agrégé de physique médicale à la Faculté de médecine de Nancy. Paris, 1871, 1 vol. in-8 de 704 p. avec 396 fig., y compris 1 pl. en chromolith. 12 fr.

WURTZ. **Sur l'insalubrité des résidus provenant des distilleries,** et sur les moyens proposés pour y remédier, par Ad. WURTZ, membre de l'Institut (Académie des sciences), doyen de la Faculté de médecine. Paris, 1859, in-8. 1 fr. 25

NOTA. Une correspondance suivie avec l'Angleterre et l'Allemagne permet à MM. J.-B. BAILLIÈRE et FILS d'exécuter dans un bref délai toutes les commissions de librairie qui leur seront confiées. (*Écrire franco.*)

Tous les ouvrages portés dans ce Catalogue sont expédiés, par la poste, dans les départements, l'Algérie et les pays de l'union postale, *franco* et sans augmentation sur les prix désignés. — Prière de joindre à la demande des *timbres-poste*, un *mandat postal* ou un *mandat* sur Paris.

Tous les ouvrages dont le poids dépassera un kilo seront divisés pour l'envoi par la poste. — Toute personne qui désirera que l'envoi à elle fait soit recommandé à la poste devra joindre 25 centimes par paquet.

Le Gérant du Bulletin : H. BAILLIÈRE.

PARIS. — IMPRIMERIE DE E. MARTINET, RUE MIGNON, 2

www.ingramcontent.com/pod-product-compliance
Ingram Content Group UK Ltd.
Pitfield, Milton Keynes, MK11 3LW, UK
UKHW020444230726
13925UKWH00004B/1798